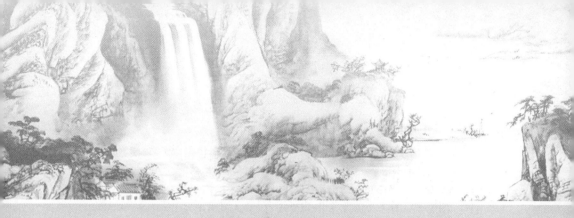

"读典故,知中医"系列

中医趣案（下）

总主编

范金成　顾建钧

吴晓晖

主　编

郁东海　康向清

李荣华　尚　云

上海科学技术出版社

内 容 提 要

《中医趣案(下)》主要记录了古代医家治疗疾病时体现中医简、便、验、廉特点的典故，反映了中医学在诊疗方面与社会生活环境、日常饮食起居、气候地域情志等的相关性。本书内容选自各著名古代书籍，内容丰富，材料有本可循，可读性强，可作为中医药工作人员的参考书，也可作为中医爱好者学习中医的基础读物。

图书在版编目(CIP)数据

中医趣案.下/郁东海等主编. —上海：上海科学技术出版社，2017.7

（读典故，知中医/范金成，顾建钧，吴晓晖总主编）

ISBN 978 - 7 - 5478 - 3581 - 4

Ⅰ.①中… Ⅱ.①郁… Ⅲ.①中医临床－医案－汇编－中国 Ⅳ.①R249.1

中国版本图书馆 CIP 数据核字(2017)第 118821 号

全国古籍整理出版规划领导小组资助出版

中医趣案(下)
主编 郁东海 康向清 李荣华 尚 云

上海世纪出版股份有限公司
上海 科 学 技 术 出 版 社 出版
（上海钦州南路 71 号 邮政编码 200235）
上海世纪出版股份有限公司发行中心发行
200001 上海福建中路 193 号 www.ewen.co
上海盛通时代印刷有限公司 印刷
开本 700×1000 1/16 印张 8.25
字数 90 千字
2017 年 7 月第 1 版 2017 年 7 月第 1 次印刷
ISBN 978 - 7 - 5478 - 3581 - 4/R·1379
定价：35.00 元

丛书编委会

总主编

范金成　顾建钧　吴晓晖

副总主编

郁东海　康向清　李荣华　尚　云

编　委
（以姓氏笔画为序）

丰晓溟　艾　静　叶　盛　兰　蕾

朱　俊　孙　敏　李华章　杨　文

杨燕青　杨燕婷　邴守兰　忻玉荣

卓鹏伟　骆文玮　骆智琴　郭彦忞

唐　英　唐晓婷　朗　卿　熊　俊

瞿　梅

编 委 会

丛书前言

中华民族文化博大精深、源远流长，中医药文化更是华夏文明史上的一颗璀璨明珠。她诞生在远古，孕育在民间，历经世代沿革，为我们中华民族留下了数之不尽的动人传说。而她的一系列典故与传说，旨趣幽深，医理彰显，饱含大道，又不乏生动，值得我们细细品味并继承发扬。但是，由于中医传承年代久远，大量典故传说分散在不同的文献资料中，明珠暗藏，难以企及。复因其文体词汇多古朴艰涩，对于非专业的中医药爱好者而言，成了一道巨大的难以与之接触的鸿沟。同时在西方医学的冲击下，中医专业人员对于古代的典籍研习往往不够充分，没有充分做到追溯本源，端视史料，发煌古义，以古证今。鉴于此，我们启动了"读典故，知中医"系列丛书的编写工作。本系列丛书将大量的典故传说进行汇集整理，精心注释生僻字，力求通俗易懂，以期更好地传承中医药文化遗产、宣传中医药文化、普及中医药知识。

"读典故，知中医"系列丛书从历代史书、传记、医籍中筛选记载有中医各方面典故内容的书目，并从这些书目中挖掘、整理、筛选出比较完整，且具有代表性的中医药典故，以规范的格式加以编撰。收集的中医典故内容包括中医名人、中医传说、中医医话、中医医事、中医方药、中医趣案等内容，共600余条中医典故。本丛书内容丰富，结构简洁，语言精练，知识性与实用性兼具，充分展现了中医药文化特色,反映了中华民族的历史传统和文化积淀,可使广大读者通过本丛书的典故知晓、了解中医药学各方面的基本知识内容。

本系列丛书分为6个分册。《中医故事》介绍了中医与中华文化的渊源、历代名家与中医的故事等内容。《中医名人、传说与医事》记录了中医发展史上曾有过突出贡献的名医大家、历史悠久的中医神话,以及中国古代医学行政管理、医学教育、分科及考核升迁等方面的组织机构与政令的典故。《中医医话》介绍了医家临床治病的心得体会、对医学问题的考证讨论,并收录了一些与中医相关的零碎笔记。《中医医理与方药》涵盖了中医诊断和治疗的原理,并别有特色地介绍了一些现代较少见、少用的中药或者方剂典故。《中医趣案(上、下)》是古代医家治疗疾病时体现中医简、便、验、廉特点的典故,反映了中医学在诊疗方面与社会生活环境、日常饮食起居、气候地域情志等的相关性。丛书通篇紧扣中医药的主题,力图涵盖各个层面,对于宣扬中医药文化,厘正社会上存在的一些偏颇的养生保健理念,具有重要积极的意义,对中医药专业人员亦有裨益。

本系列丛书每一个故事均由出处、原文、注解、白话文四个部分组成。“出处”按照朝代、作者、所出文献进行说明,力争做到考证准确,故事来源有理有据。“原文”保留故事的原文,其目的有二:充分尊重原作者的创作,同时也面向对古文感兴趣的读者。“注解”将古文中的难词、生僻词、关键词以及对文章理解有重要意义的词一一进行标注,并按照顺序进行解释,为读者理解古文提供一定的帮助。“白话文”是对古文的白话文翻译,在注释关键词和绝不变动其学术研究价值的基础上,尽量做到翻译内容的准确到位,同时尽力做到白话文生动有趣、通俗易懂,使普通百姓也能阅读深入浅出的千古中医故事,认识名药名方,领悟中医文化精髓。

本书由上海市浦东新区卫生和计划生育委员会中医药发展与科

教处牵头,得到了上海中医药大学等单位的大力协助,从确定主题、研究文献、收集素材,到统一体例、注释关键词和译文的考证校对,历时近 3 年,努力做到通俗易懂、深入浅出,使读者在轻松阅读间了解千古杏林传奇,博览经典中医名著,认识名药名方,领悟中医文化精髓。

真诚希望本书能进入广大国人的视野,在全社会发挥积极影响,为推动中医药文化的传播并焕发新的生命力贡献绵薄之力。

虽然编写者竭力而为,但内容驳杂之下,本书难免存在一定的疏漏与瑕疵,在此请同道与读者批评斧正。

编著者

2017 年 2 月

编写说明

　　本书为"读典故，知中医"丛书之一。这套由中医专业人士编写的丛书，分别就故事、名人、传说、医事、医话、医理、方药、趣案等多个方面介绍中医。丛书中所有典故、医案等都来自古代文献资料，有据可依，翻译通俗易懂，又有专业背景支撑。而本书正是针对中医趣案而撰写的分册。

　　医案不仅是医生治疗疾病时辨证、立法、处方用药的连续记录，同时也是医生临床经验的总结和归纳，因此学习医案是后继医生学习临床经验的一个重要途径。《中医趣案（下）》主要记录了古代医家治疗疾病时体现中医简、便、验、廉特点的典故，反映了中医学在诊疗方面与社会生活环境、日常饮食起居、气候地域情志等的相关性。本书内容选自各著名古代书籍，内容丰富，可读性强，可作为中医药工作人员的参考书，也可作为中医爱好者学习中医的基础读物。

　　本书从确定主题、研究文献、收集素材，到统一体例、注释关键词和译文的考证校对，历时近 3 年，尽量做到翻译内容的准确到位与生动有趣，在绝不变动其学术研究价值的基础上，尽力做到通俗易懂、深入浅出，使读者在轻松阅读间了解千古杏林传奇，领悟中医文化精髓。

目 ● 录

胆虚不寐 …………… 001

肝癣累膝 …………… 002

肝旺肺虚 …………… 003

气血速生 …………… 004

肉绝病愈 …………… 005

塞因塞用 …………… 006

三焦分治 …………… 008

伤寒救误 …………… 009

少火生气 …………… 010

少阴伏邪 …………… 011

参膏救急 …………… 012

神水救燥 …………… 013

肾痹之证 …………… 014

肾虚火动 …………… 015

湿热水肿 …………… 016

湿热血证 …………… 017

湿入血室 …………… 019

湿痰流注 …………… 021

实脾泻肺 …………… 022

食积致痢 …………… 023

食疗忧思 …………… 025

手法代针 …………… 026

熟地救火 …………… 027

水气下注 …………… 028

水停不寐 …………… 030

水肿初起 …………… 031

思虑气结 …………… 033

四物养血 …………… 034

肃上滋下 …………… 035

太阴食伤 …………… 036

痰核结疬 …………… 037

痰火郁肺 …………… 039

痰厥头痛 …………… 040

痰扰心包 …………… 042

痰在经络 …………… 043

汤散之别 …………… 044

同病异治 …………… 044
头风刺血 …………… 045
土衰食滞 …………… 046
外虚里实 …………… 047
胃热血结 …………… 049
痿废治效 …………… 050
误用青金 …………… 051
误用辛温 …………… 051
下焦约证 …………… 053
消食通经 …………… 054
小儿慢惊 …………… 055
小儿伤食 …………… 057
泻肺治搐 …………… 058
行气消食 …………… 060
形病不应 …………… 061
虚不受补 …………… 062
虚火上炎 …………… 063
虚实之辩 …………… 064
虚证腹痛 …………… 065
蓄水喘嗽 …………… 067
血虚风动 …………… 068
血虚肝郁 …………… 069
血蓄下焦 …………… 070
熏蒸排痈 …………… 072

延胡止痛 …………… 073
阳病阴脉 …………… 074
阳脱失神 …………… 076
药病相投 …………… 078
药酒愈风 …………… 080
药酒治疟 …………… 081
药循脉理 …………… 082
夜寐魂飞 …………… 083
以毒攻毒 …………… 084
阴亏肝郁 …………… 086
阴热斑疾 …………… 088
阴热目痛 …………… 089
阴盛格阳 …………… 090
阴阳相生 …………… 092
郁火虚证 …………… 093
浴法透疹 …………… 094
孕中发斑 …………… 095
燥金气结 …………… 096
针下死胎 …………… 098
针治痰核 …………… 099
真寒假热 …………… 100
真假瘰疬 …………… 101
蒸法发汗 …………… 102
治病求本 …………… 103

治病顺逆 …………………… 103

治危求本 …………………… 104

治下脓血 …………………… 106

智疗吐乳 …………………… 107

滞下补阴 …………………… 109

中风熏法 …………………… 110

中寒治验 …………………… 111

中虚便秘 …………………… 112

重用附子 …………………… 114

诸脉归目 …………………… 115

壮水镇阳 …………………… 116

胆虚不寐

【出处】〔清〕沈源《奇症汇》。

【原文】 汪石山治一女,年十

五,病心悸,常若有人捕之状,欲避

而无所。其母抱之于怀,数婢护之

于内,犹恐恐然不能安卧。医者以

为病心,用安神丸、镇心丸不效。

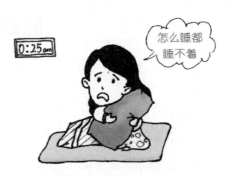

汪诊之,脉皆细弱而缓,曰:此胆病也。用温胆汤,服之而安。或问:

人因心恐,遂觉皮肤寒而起栗何故?予曰:恐则气下[①],气下则阳气内

入,故若此,恐定气还,便即如故。又问:前症亦因恐而病,盖恐则气

下,而何故反用温胆汤降其气乎?予曰:此乃少阳胆疾,非因恐而病,

实因病而恐也。盖胆以温为候[②],虚则寒,寒则气滞,滞则生痰,痰生

胆腑,则神不归舍,故令人心恐不寐。

【注解】 ①恐则气下:大惊暴恐则导致气机下陷,出现肾气不

固的一系列证候。②候:正常。

【白话文】 汪石山给一个女子治病,十五岁,患心悸,常常感觉

有人要抓她,无处躲避。她母亲把她抱在怀里,几个婢女护着,还是

惊恐不能安睡。医生认为是心有病,处以安神丸、镇心丸都无效。汪

诊视她,脉细弱而缓,说:"这是胆病。用温胆汤,服了就安稳了。"有

人问:"人们因为心中恐惧,皮肤寒毛直竖是什么原因呢?"我说:"恐

则气下,气下则阳气向内,所以会这样,心神安定后气就回复了,所以

也就恢复正常了。"又问:"之前的病证也因恐而生,恐则气下,为什么

反而用温胆汤降气呢?"我曰:"这是少阳胆疾,不是因恐而病,实际是因病而恐。胆以温为候,虚则寒,寒则气滞,滞则生痰,痰生于胆腑,则神不归舍,所以令人心恐不能安寐。"

肝癖累膝

【出处】 〔日本〕浅田宗伯《先哲医话》。

【原文】 一男子年二十四,得病五年,右膝肿起如别来筋肉,不能行步,其状稍类鹤膝风①,而其诊腹右,脐下拘急最甚,按之右足挛痛甚,其性急不能堪②物。予以为肝癖③固结之所为,即与大黄附子加甘草汤。数日癖块发动,病稍缓,因与四逆散加良姜、牡蛎、小连翘,全愈。此证,世医不知,徒为脚疾,用葳灵仙、杜仲、牛膝,宜矣不得其治也。当详其腹候而治之,此即余积年④粉骨碎身之所得,殆为医家之新手段矣。

【注解】 ① 鹤膝风:以膝关节肿大,上下肌肉瘦削为特征,形如鹤膝,故名。② 堪:忍受。③ 肝癖:即肝痞,因肝失疏泄,脾失健运,痰浊瘀滞,类似于脂肪肝。④ 积年:多年,历年。

【白话文】 一男子二十四岁,患病五年,右腿膝盖肿得像是又长了一束筋肉,不能走路,症状类似于鹤膝风,然而按压腹部右侧,脐下拘急,按住右脚挛痛得厉害,此人性格急躁不能包容别人。我认为这是肝癖固结导致的,就给他服用大黄附子加甘草汤。几天后癖块活动了,病情稍微缓解,于是给他服用四逆散加高良姜、牡蛎、连翘,病就全都好了。这个证候,世间的医生不知道,都以为是脚的毛病,用威灵仙、杜仲、牛膝,其实达不到治疗效果。应该诊察腹部证候再治疗,这就是我多年积累的经验,可以说是医生的新方法。

肝旺肺虚

【出处】 〔宋〕钱乙《小儿药证直诀》。

【原文】 东都药铺杜氏,有子五岁,自十一月病嗽①,至三月末止。始得,嗽而吐痰,乃外风寒蓄入肺经,令肺病嗽而吐痰,风在肺中故也。宜以麻黄辈发散,后用凉药压之即愈。时医以铁粉丸、半夏丸、褊银丸诸法下之,其肺即虚而嗽甚。至春三月间尚未愈,召钱氏视之。其候面青而光,嗽而喘促哽气②,又时长出气。钱曰:"痰困十已八九。所以然者,面青而光,肝气旺也。春三月者,肝之位也,肺衰之时也。嗽者,肺之病。肺之病,自十一月至三月,久即虚痿。又曾下之,脾肺子母也,复为肝所胜,此为逆也,故嗽而喘促,哽气,长出气也。"钱急与泻青丸,泻后与阿胶散实肺。次日面青而不光,钱又补肺,而嗽如前,钱又泻肝,泻肝未已,又加肺虚,唇白如练③。钱曰:"此病必死,不可治也。"何者?肝大旺而肺虚热,肺病不得其时而肝胜之。今三泻肝而肝病不退,三补肺而肺证犹虚,此不久生,故言死也。此证病于秋者,十救三四;春夏者,十难救一。果大喘而死。

【注解】 ①嗽:有痰无声谓之嗽。②哽气:气阻塞不通。③练:白绢。

【白话文】 东都药铺杜氏,儿子五岁,从十一月份得了咳嗽,到三月底为止。刚开始得病的时候,咳嗽吐痰,是外风寒之邪蓄积在肺经,使得肺脏病而咳嗽有痰,风邪侵犯肺脏导致的。应该用麻黄类解表药发散,之后用凉药压制寒邪化热就可痊愈。当时的医生用铁粉丸、半夏丸、褊银丸众多方法利下,导致肺气虚并且咳得更厉害。到了第二年春天三月份,孩子的咳嗽还没有痊愈,找来钱乙诊视。孩子的症状是面青而有光泽,咳嗽气喘急促又哽气,时而长出气。钱乙说:"痰困在肺中十之八九,之所以这样脸色发青而有光泽,是因肝气旺盛。阳春三月,肝之位,肺气衰弱。咳嗽,是肺脏的疾病。肺脏的疾病,从十一月到三月,病程久了就虚软痿弱。又曾被用下法,脾肺是母子关系,又被肝气所胜,就是肝气上逆犯肺,所以咳嗽、喘促、哽气、长出气。"钱乙急忙给孩子用泻青丸,泻后用阿胶散实肺气。第二天孩子的脸色发青没有光泽,钱乙又用补肺的方法,然而还像之前那样咳嗽,钱乙又用泻肝的方法,泻肝还没有起效,又加上肺气虚,唇白得像白绢。钱乙说:"这病一定会死,没办法治了。"为什么呢? 肝气太旺,而肺有虚热,肺病得的不在季节,肝气又盛于肺气。如今三次泻肝而肝病没有好转,三补肺气而肺脏仍然虚弱,生命不长了,所以说会死。这病在秋天发生,十个里面可以救三四个;在春夏发生,十个里面一个都难救。果然孩子最后因为喘促窒息而死。

气血速生

【出处】 〔清〕赵晴《存存斋医话稿》。

【原文】 汪赤治张姓夏月①途行受暑。医药半月,水浆不入,大便不通,唇焦舌黑,骨立皮干,目合肢冷,诊脉模糊。此因邪热熏灼,津血已枯,形肉已脱,亡②可立待。若仅以草木根皮滋养气血,何能速生? 嘱市猪肉四两,粳米三合,用汁一碗,又梨汁一杯,蜜半杯,与米肉汁和匀。一昼夜呷尽,目微开,手足微动,喉间微作呻吟。如是者三日,唇舌转润,退去黑壳一层,始开目能言。是夜下燥屎,脉稍应指。再与养阴，匝月③而愈。

【注解】 ①夏月：即夏天。② 亡：同"无"。③ 匝月：满一个月。

【白话文】 汪赤治疗一位在夏天徒步行走时感受暑气而致病的张姓患者。该患者服药半个月，水和米浆都喝不下，大便不通，嘴唇和舌头都是焦黑的，瘦骨嶙峋，眼睛闭着，四肢厥冷，脉象虚弱难辨。这是因为体内邪热熏灼，津液和血液已经枯竭，身体虚脱，性命危在旦夕了。如果仅仅用草木根皮来补养气血，又怎能快速回复生气，拯救垂危的生命呢？所以汪赤嘱咐买四两猪肉，三合粳米煮汁一碗，另外还有梨汁一杯和蜂蜜半杯，再与粳米汁和猪肉和匀服下。经过一昼夜小口慢饮喝完了，患者眼睛微睁开，手脚能稍微活动，嘴里发出轻轻的呻吟声。如此三天后，患者嘴唇与舌头变得水润，焦黑色也退去了，眼睛能够睁开，也能够说话了。这天夜里，泻下燥屎，脉搏可以感觉得到了。再用养阴的方法治疗，一个月就痊愈了。

肉绝病愈

【出处】 〔清〕俞震《古今医案按》。

【原文】 又治一人，肥大苍①厚，因厚味②致消渴，投寒凉药，愈后，吃黄雌鸡滋补，约至千只，患膈满呕吐。医投丁、沉、附子之剂，百帖而愈。值大热中，尚恶风，怕地气，乃堆糠铺簟③蔽风而处，动止呼吸言语皆不能。丹溪诊之，脉四至，浮大而虚，此内有湿痰，以多服燥热药致气散血耗。当夏令，去当死。赖色苍浓，胃气尚在，以参、芪、术熬膏，煎淡五味子汤入竹沥调服，三日诸证悉除。令其绝肉味，月余平复。因多啖鸡卵，患胸腹膨胀，自用二陈汤加香附、白豆蔻，其满顿除，乃令绝肉味，勿药自安。

【注解】 ① 苍：深青色，此处不作苍白解。② 厚味：油腻或味道浓厚的食物。③ 簟：竹席。

【白话文】 朱丹溪又治疗一人，那人身形肥胖，皮厚色苍，因吃膏粱厚味过多而导致消渴。医生用寒凉药，痊愈后，吃黄雌鸡滋补，大约吃了一千只，出现胸膈满胀、呕吐。医生用丁香、沉香、附子等药，一百帖后痊愈了。当时正是大热的时候，患者却恶风，怕冷，就在地上堆满糠皮，上铺竹席，在避风处睡卧，又表现出行动、呼吸、说话都不能运作的状态。朱丹溪诊治，发现脉象一呼一吸间四次，浮大有虚，诊断是体内有湿痰，因为多吃燥热药而导致气血耗散。正当夏天时令，按理无可救药。不过因为他皮厚色苍，胃气还在，用人参、黄芪、白术熬成膏剂，煎服淡五味子汤，加入竹沥服用，三天后所有的症状都消除了。朱丹溪让他禁食肉类，一个多月后平复。后来又因吃鸡蛋过多，又出现胸腹膨胀，自己用二陈汤加香附、白豆蔻，胀满很快被除去，禁食肉类，不用药也会自己痊愈。

塞因塞用

【出处】 〔清〕魏之琇《续名医类案》。

【原文】 沈明生治丁又铭，食后动怒，复受风邪，恶寒发热，连日委顿①。咸谓停食感冒耳。曰：寒以时而来，热得汗而解，脉弦且数，虽素未患疟，疟从此开。已而果然。与清脾饮加减，寒热渐轻，但茎卵日缩，有类阳痿，甚忧。曰：无虑也。此非伤寒厥阴危症，亦非阳衰者比，乃阳明热极，不润宗筋②，所谓诸痿生于肺热。若谓为虚而补之，误矣。乃用芩、栀等剂,久而茎卵如故,疟亦止。惟便秘日久,然不胀不疼,此疟时多汗,汗多则津液燥而肠胃涸。俟饮食渐进,参、术滋补,气血充而便自行,勿亟也。或诊之,谓邪气方实,安得用补? 及今下之,尚可为也。与承气汤,服半日许,便不行而茎缩。再延③诊,仍与调补,数日进参二两余,去宿垢甚多而全愈。于是症得三益焉。于其初也,可验疟于受邪之始。于其中也,知痿不尽由阳事之虚。(王节斋言详矣。)其末也,知便秘有服参、术乃通,不可遽然攻下。若下之不当,虽硝、黄亦不能荡涤,徒令真元耗损。在经固有明训,而世但知坚者削之,未详塞因塞用④之法耳。

【注解】 ① 委顿:疲乏,憔悴。② 宗筋:阴茎。③ 延:邀请。④ 塞因塞用:即以补开塞,是指用补益药物来治疗具有闭塞不通症状的虚证。

【白话文】 沈明生治疗丁又铭的病,他饭后发怒又感受风邪,恶寒发热,每天都没有精神。大家都认为是饮食停滞外感罢了。沈明生说:"恶寒定时出现,汗出而发热止,脉弦数,虽然从未患过疟疾,但这次确是患了疟疾。"后果然如此。给予清脾饮加减,发热恶寒减轻,但是阴茎和阴囊日益缩小,有阳痿的表现,很担心。沈明生说:"不要紧,这不是伤寒的厥阴重症,也不是阳气虚衰,是阳明热盛,筋脉失润,是肺热导致的痿证。如果认为是阳虚而补阳就错了。"于是用黄芩、栀子等药物,不久阴茎和阴囊恢复,疟疾也好了。只有便秘不好,但不胀不痛,这是疟病多汗,津液亏虚造成。待饮食恢复后,用人参、白术滋补,气血充盈了便秘就会好了,不必着急。又有人来看患者,说现在邪气盛怎么能用补药? 要用泻下才有作用,于是用承气汤,服用了半天,仍然便秘,阴茎又缩小了。又让沈明生来治疗,仍然用调补的方法,几天内用人参二两多,待宿便祛除了,患者也痊愈了。对这个病证有三个心得,一是开始时判断疟病得知于受邪;二是中途知道痿证不一定是阳虚造成(王节斋言之甚详);三是便秘也可以用人参、白术通便，不可以立即攻下。如果攻下的方法不对，即使是芒硝、大黄也不能荡涤肠胃而起效，反而导致阴液亏虚。医书经典中早有说明，但是现在的医生只知道对症治疗，不知道塞因塞用的反治法了。

三焦分治

【出处】〔明〕冯元成《上池杂说》。

【原文】 钱渐川，幼文勤苦，久之抱郁成疾，上焦苦咽闭，中焦苦隔噎烦闷，下焦则苦遗浊①，极而呕血，几殆②，众医治之，罔③效。偶值④常熟顾爱杏至，以疾叩请。询众治，按曰：诸君治法未尝误也，而弗效者，证杂而药淆也。今请分治之，上焦用药清火解毒，食饱服之；中焦用药开郁除食，后服之，下焦用药升降水火，空心服之。品⑤不过三四，剂不过五六，俱奏验，病若失，后强健如故。

【注解】 ① 遗浊：本二症，遗是遗精，浊是浊带。② 殆：死。③ 罔：无，没有。④ 值：逢，碰到。⑤ 品：药的品种。

【白话文】 钱渐川，幼年学习刻苦，因长久抑郁，酿成了疾病，上焦咽喉郁闭，中焦噎膈，烦闷不舒，下焦遗精泄浊，严重的时候吐血，几乎就要死了，众多医生治疗都没有奏效。正好碰上常熟的顾爱杏到来，邀请他诊治疾病。顾询问各位医生的治法，说："大家的治法没有错，之所以没有效果，是因为证候复杂，用药混淆。如今就请分别治疗，上焦用清热解毒的药物，饭后服用；中焦用开郁消食的药物，解毒药之后吃；下焦用降心火、补肾水的药，空腹服用。"药不过三四味，剂量不过五六剂，都奏效了，疾病也好了，之后钱渐川就像往常一样强健。

伤寒救误

【出处】 〔民国〕柯劭文《新元史》。

【原文】 西台^①掾^②萧君瑞,二月中病伤寒发热,医以白虎汤投之,病者面黑如墨,本证不复见,脉沉细,小便不禁。杲初不知用何药。及诊之,曰:"此立夏前误用白虎汤之过。白虎汤大寒,非行经之药。止能寒腑藏,不善用之,则伤寒本病隐曲于经络之间,或^③更以大热之药救之,则他证必起,非所以救白虎也。有温药之升阳行经者,吾用之。"有难者曰:"白虎大寒,非大热何以救,君之治奈何?"杲曰:"病隐于经络间,阳不升则经不行,经行而本证见矣。又何难焉?"果如其言而愈。

【注解】 ① 西台:官署名,中书省别称。② 掾:副官佐或官署属员的通称。③ 或:假如。

【白话文】 中书省的属官萧君瑞,在二月中旬患伤寒发热,医生投用白虎汤。患者服用后面黑如墨,伤寒发热的症状消失,脉沉细,小便失禁。请李杲诊治,刚开始李杲不知道已经用了什么药,等到给患者诊过脉后,说:"这是因为立夏前误用了白虎汤的原因。白虎汤大寒,不是通行经络的药,只能使脏腑受寒,若运用不当,会使伤寒病邪隐伏在经络之间。如果改用大热之药救治,必然出现其他坏证,不是用来纠正误投白虎汤的办法。只有升阳行经的温药,我可以用它。"有人提出质疑:"白虎汤大寒,不用大热之药怎么能救治,你的治法又是怎样呢?"李杲说:"病邪隐藏在经络之间,阳气不升发则经络不能通行,经络通行则伤寒本证就能出现了,然后再治又有什么难的呢?"结果真如李杲说的一样,疾病得愈。

少火生气

【出处】 〔清〕李用粹《旧德堂医案》。

【原文】 常镇道尊陈公，久患下血①，甲辰春召予调治。诊得六脉安静，右尺重按稍虚，此命门火衰不能生土，土虚荣弱精微下陷而成便血之候。盖土为生化之母，堤防下气者，经曰：营出中焦。又曰：气因于中。中者脾胃也，为生气生血之乡，升清降浊之职。故胃盛则循经之血洒陈于外，脾强则守荣之血滋养于中，皆赖少火生气耳。若元阳既亏，离虚无以生坤，坎满无以养艮②，使脾胃衰残而清阳不升，转输失化而阴血不统。宜乎精华之气不能上奉辛金③，反下渗庚大肠也。当用甘温之剂培中宫之虚，升阳之品提下陷之气，庶生长令行而阴血归藏。方以补中益气加阿腰④、醋炒荆芥，数剂而安。

【注解】 ①下血：便血。②离虚无以生坤，坎满无以养艮：谓脾胃功能有赖于肾气的作用。离、坎：代指肾。坤、艮：代指脾胃。③辛金：肺脏。④阿腰：阿胶。

【白话文】 常镇道人陈公，久患便血，甲辰年春请我去调治。诊得其六脉缓和，右手尺脉重按稍虚，这是命门火衰不能生土的缘故，脾胃虚弱，血虚不荣，气虚下陷而成便血。脾胃为气血生化之源，提防气血下陷。《黄帝内经》说：营血出于中焦。又说：气出于中焦。中焦主要为脾胃，为生气生血的主要地方，具有升清气、降浊气的作用。所以胃气强盛了循经之血就能濡养周身，脾气强了守荣之血就能濡养内脏，皆赖肾中少火生气。假如元阳亏虚，肾虚则无法滋生脾胃，肾满则无法滋养脾胃，最终使脾胃逐渐衰弱而清阳不升，转输运化功能障碍，不能统摄营血。就变成清气无法上输于肺,反而下陷至大肠。故当用甘温之剂来培补中焦之虚,升阳之品升提下陷之气,这样生化生长得以继续,阴血得以贮藏。拟方补中益气汤加阿胶、醋炒荆芥,数剂而愈。

少阴伏邪

【出处】 〔清〕柳宝诒《温热逢源》。

【原文】 黄村桥范养逵令郎,于戊戌夏间患三疟[1],至八月初服截药而止。至二十外,忽然遗泄数次,遂发寒热,如日作之疟。先寒后热,迨[2]外热已甚,而下体骨节仍寒,须再作寒栗一次,随啜热粥一碗,然后得汗而解。延至九月初,已十余发矣。一日当啜粥助汗之时,忽然头晕目暗,冷汗肢厥,如欲脱之状,超时始定。此后遂卧床不起,惟胃纳尚不大坏,缠绵不愈。予往诊时,十月中矣。予谓从前三疟,是暑湿之邪。迨愈而复作,是引动少阴伏邪,乘少阳新病之虚而出;而肾阳先馁,不能托邪,故寒栗日甚,而热势反不重也。此当用温经托邪之法,用桂枝汤加人参、当归、生地、附子汁、制牛膝,仍用柴胡、豆豉、黄芩等味出入,十余剂。中间迭见[3]惊悸痉惕诸证,又加龙骨、牡蛎、羚羊角等味,随证治之而愈。此证当疟疾再发之时,诸医仍用暑湿门套方,服二三十剂,而病情毫无增减。病者自言不起,每夜分辄有谵语。病家疑神疑鬼,医家莫测其病原所在。其故皆由近日医家,不圃[4]于吴又可慕原之说,即泥于吴鞠通三焦之论,而绝不知有少阴伏邪随经发病之理。故遇此等证,便觉毫无把握,轻者迁延致重,重者无法挽救,近年所见不少矣,哀哉!

【注解】 ① 三疟:多次患疟。② 迨:等到,达到。③ 迭见:屡次出现。④ 圃:局限。

【白话文】 黄村桥范养迠的儿子，在戊戌年的夏天一直患疟疾，到了八月初服完截疟药病就好了。过了二十日，忽然泄泻几次，于是发寒热，像之前每天发作的疟疾。先冷后热，等到身体发热严重，而下肢骨骼关节仍然寒冷，必须再发寒战一次，随着喝热粥一碗，然后汗出病解。到九月初，已有发病十多次了。有一天当喝粥帮助出汗的时候，忽然头晕目暗，冷汗淋漓，四肢厥冷，像虚脱快死的样子，过了很久才缓过来。此后就躺在床上起不来，只有胃口还没有太坏，缠绵不愈。我过去就诊的时候已经十月中旬了。我认为之前多次患疟，是暑湿之邪。等到痊愈后又发作，这是牵引了少阴伏留之邪，在少阳新病病体尚虚的基础上发病；而肾阳虚，不能托邪而出，所以一天比一天寒冷发抖，而热势反而不再加重了。此时应当用温经托邪的方法，用桂枝汤加人参、当归、生地、附子汁、制牛膝，并用柴胡、豆豉、黄芩等药加减，十多剂。其间不时遇到惊悸痉愒各证，再加上龙骨、牡蛎、羚羊角等药，随证治之就痊愈了。这个病证在疟疾再发的时候，许多医生仍然使用暑湿门套方，服二三十剂，而病情丝毫没有增加或减少。患者自言自语，卧不起床，夜间胡言乱语。患者及家属疑神疑鬼，医生不知道是什么病因所在。其原因都是由于最近医生不是局限于吴又可募原之说，就是拘泥于吴鞠通三焦的理论，但绝对不知道有少阴伏邪随经发病的道理。所以遇到这种病证，就觉得毫无把握，轻的病情拖延导致更严重，严重的无法挽救，近几年这种事情不少，悲哀啊！

参膏救急

【出处】 〔元〕戴良《九灵山房集·丹溪翁传》。

【原文】 浦江郑义士,病滞下,一夕,忽昏仆,目上视,溲注^①而汗泻。翁诊之,脉大无伦^②,即告曰:"此阴虚阳暴绝也,盖得之病后酒且内^③,然吾能愈之。"急命治人参膏,而且促灸其气海。顷之,手动,又顷而唇动。及参膏成,三饮之,苏^④矣。其后服参膏尽数斤,病已。

【注解】 ① 溲注:小便失禁。② 伦:顺序。③ 内:指房事。④ 苏:清醒。

【白话文】 浦江郑义士患痢疾,一天晚上忽然昏倒,两目上视,小便失禁并汗液泄出。丹溪翁为他诊察,脉象虚大没有规律,就告诉家属说:"这是阴虚而阳气突然断绝,是由于病后饮酒并且行房事而得的,不过我能治愈他的病。"急忙让人配制人参膏,并且立即灸患者的气海穴。一会儿患者手能动,又过一会儿嘴唇也能动。等到人参膏配制好,给患者饮服三次,患者就苏醒了。以后患者又服用几斤人参膏,疾病痊愈。

神水救燥

【出处】 〔明〕王肯堂《肯堂医论》。

【原文】 魏子一患嘴唇干燥,皮渐裂痛,自服甘露饮大剂旬日^①,微获小效,而病成痼疾^②,乞诊于余。诊得左右两关脉弦^③而散,显是津液不能上滋,延成茧唇。

令内服滋液育阴,二地、二冬、元参、梨汁等为丸常服,外用神水点擦,日服一小杯,两月而瘳^④。

【注解】 ① 旬日:十天。② 痼疾:积久难愈的疾病。③ 弦:脉相中端直而长,如按琴弦,脉势较强、较硬。④ 瘳:病愈。

【白话文】 魏氏的一个孩童得了嘴唇干燥的病，皮肤开裂，越来越痛，服用大剂量甘露饮十天左右，效果不明显，病情越来越严重，请求我来看病。我把脉发现患者双手的关脉都是弦脉，却又分散，很明显是津液不能向上濡养滋润身体导致的，病情拖延之后出现嘴唇干燥开裂的症状。

我嘱咐患者常规内服由滋养阴液的生地黄、熟地黄、天冬、麦冬、玄参、梨汁等药物制成的丸剂，并外用神水涂抹患处，每天一小杯，两个月病愈。

肾痹之证

【出处】 〔西汉〕司马迁《史记·扁鹊仓公列传》。

【原文】 齐王黄姬兄黄长卿家有酒召客，召臣意。诸客坐，未上食。臣意望见王后弟宋建，告曰："君有病，往四五日①，君要胁痛不可俯仰，又不得小溲。不亟治，病即入濡肾。及其未舍五藏，急治之。病方今客肾濡，此所谓'肾痹'②也。"宋建曰："然，建故有要脊痛。往四五日，天雨，黄氏诸倩③见建家京④下方石，即弄之，建亦欲效之，效之不能起，即复置之。暮，要脊痛，不得溺，至今不愈。"建病得之好持重。所以知建病者，臣意见其色，太阳色干⑤，肾部上及界要以下者枯四分所，故以往四五日知其发也。臣意即为柔汤使服之，十八日所而病愈。

【注解】 ① 往四五日：四五天前。② 肾痹：病名，因风寒湿气滞阻于肾所造成的腰痛。③ 倩：女婿。④ 京：仓廪。⑤ 太阳色干：太阳穴处色泽枯干。

【白话文】 齐王黄姬的哥哥黄长卿在家设酒席请客,请了淳于意。客人入座,还没上菜。淳于意见王后弟弟宋建容色异常就说:"你有病,四五天前,你腰胁疼得不能俯仰,也不能小便。不赶快医治,病邪就会侵入肾脏。趁着还没滞留在五脏,赶快治疗。现在你的病情只是病邪刚刚侵入肾脏,这就是人们说的'肾痹'。"宋建说:"你说对了,我确实曾腰脊疼过。四五天前,天正下雨,黄家的女婿们到我家里,看到了我家库房墙下的方石,就去搬弄,我也想要效仿去做,却举不起来,就把它放下了。到了黄昏,就腰脊疼痛,不能小便了,到现在也没有痊愈。"他的病是因喜好举重物引起。淳于意所以能知道他的病情,是因看到他的容色,太阳穴处色泽枯干,两颊显示肾病部位边缘四分处色泽干枯,所以才知道四五天前曾疾病发作。淳于意为他调制药性温和的汤剂服用,十八天病就痊愈了。

肾虚火动

【出处】 〔清〕李用粹《旧德堂医案》。

【原文】 保定文选①张鲁彦,少年登第②,纵恣酒色,患便血四年,午晨各去一次。诸药杂投,剂多功少。延予调治,诊其脉象两手浮洪,断为肾虚火动之候。盖血乃精化,精充而血始盛;阴随阳动,阳密而阴乃固。房劳太过,则真水亏而虚火独发;元气不足,则闭藏弛而阴不固也。遂以熟地、山萸、山药、石斛、归身、白芍、秦艽、阿胶等,煎成,调棉花子灰二钱,空心③温服。数帖乃愈。

【注解】 ① 文选:官名,即吏部文选司郎中。② 登第:犹"登科"。科举时代应考人被录取。③ 空心:空腹。

【白话文】 保定文选张鲁彦，年轻时科举被录取，沉溺于酒色，患有便血四年，午夜和早晨各便血一次。用了很多药，但见效甚少。请我来调治，诊脉得其两手脉皆浮洪，诊断为肾虚火动的征象。因为血为精微物质所化，精微物质充盛则气血充盛。阴随阳动，阳气充盛则阴气能够坚固。房事过度，则肾气虚而虚火独发；元气不足，则闭藏功能障碍导致阴气不固。故用熟地黄、山茱萸、山药、石斛、当归身、白芍、秦艽、阿胶等药，并调用棉花子灰二钱，空腹温水服，数帖之后便痊愈。

湿热水肿

【出处】 〔清〕王堉《醉花窗医案》。

【原文】 庚戌春，余以选拔赴廷试①，有同年张君，久雨之后，兼嗜茶饮，六月初患小便不通，数日而手足渐肿，渐至喘咳不能卧。有其同县人商于京②，颇知医，告之曰："此阳虚水肿病也。少年酒色过度，精气内虚，非金匮肾气丸不可。"张信之，服未一两，肿愈甚，喘亦增，转侧需人，自以为不可救药矣。有同乡荐余往视，六脉俱伏，目睁睁不得合，乃曰："此谓水肿信不谬，而阳则不虚，盖由湿热相搏，水不由小便去，泛于皮肤，故作肿耳。实证而补之，焉有好处！且病即虚，而古人云，急则治其标③。先消水泻肿，后补其虚，乃为正路。今以补虚为泻水，非通之，乃塞之也。"命市④舟车神佑丸(方：二丑、大黄、甘遂、大戟、芫花、青皮、橘红、槟榔)服之，四钱而小便泉涌，越两日而肿消喘定，又命服橘半枳术丸(方：橘皮、半夏、炒枳实、白术)半斤，而全愈矣。

【注解】 ① 廷试：科举制中由皇帝亲发策问，在殿廷上举行的考试。② 商于京：在京城经商。③ 标：现象，与本相对。④ 市：买。

【白话文】 庚戌年春，我因为参加选拔去朝廷面试，有同年的张某，淋雨之后，特别喜欢喝茶，六月初小便不通，几天后，手脚渐渐发肿，慢慢变成喘咳不能睡觉。他同县的人在京城经商，知道一些医术，告诉他说："这是阳气虚水肿病啊。年轻人酒色过度，精气空虚，一定要用金匮肾气丸不可。"张相信他，服用了不到一两，浮肿就越来越严重，喘促也越来越厉害，翻个身都需要人帮忙，自以为没有药可以救他了。有同乡推荐我去看看，诊脉见六种脉象都是伏脉，两眼睁开不能闭合，就说："这是水肿不错，但是没有阳虚，这是由于湿热相搏，水不能从小便离开，才浮现在皮肤，所以开始肿了。明明是实证却用了补药，怎么会好呢！虽然生病就会虚弱，但古人说，情况紧急就先治标。先消水去肿，然后再补他的虚弱，才是正确的途径。现在用补虚的方法来作通泄水道，非但不会通，反而会堵塞。"让他去买舟车神佑丸（方：黑丑、白丑、大黄、甘遂、大戟、芫花、青皮、橘红、槟榔）服用，四钱之后小便就像泉水一样涌出了，过了两天，肿就消了，气喘也平定了，又让他服用橘半枳术丸（方：橘皮、半夏、炒枳实、白术）半斤，就全好了。

湿热血证

【出处】 〔清〕王堉《醉花窗医案》。

【原文】 武芝田先生，崞县人，以名进士出宰①陕西，后升榆林观察②，以榆林地瘠，故在省遥领之。观察素豪于饮，以酒积得吐血疾。

余在省候补，一日招余往视其病，谈及其病，观察曰："吐血数年矣，遇郁益甚。已更十数医。或曰思虑伤脾，或曰暴怒伤肝，或曰血热妄行。或效或否，而终未拔其根，可为吾一治也。"余见其气体魁伟，面色红润，食饮兼人③，知非虚证。为一诊之，则左部沉实，非病脉，右关沉弦而数。乃告曰："大人乃有余病，非不足病也。如思虑伤脾，则当怔忡健忘惊悸；如血热妄行，则当身热发渴，头晕目眩；如暴怒伤肝，则当两胁膨胀，胸膈不开，兼发呕逆。今无此诸证，则前医皆误也。以愚见参之，必是湿热内淫。热能瘀血，故所吐必血色紫黯，且时而成块。胃口多患刺痛，小便常赤，大便艰涩，时亦带血。"观察曰："语语不谬，当作何治？"余曰："先以葛花解醒汤清其胃，继用枳术胃苓丸行其瘀。再饮食淡泊以调之，不过一月，保不再犯矣。"观察如言调摄。廿日而安。后观察内艰归里，以清风两袖，主讲吾汾之西河书院。余亦以内艰④归籍。相隔六十里，文字往还甚密。

【注解】 ① 宰：主宰、主持。② 观察：古代官名。③ 兼人：超过别人。④ 内艰：古代称母丧为内艰。

【白话文】 武芝田先生，崞县人，以进士之名出任陕西执政官，后来又被晋升为榆林观察一职，因为榆林地区十分贫瘠，所以他就留在省城不去当地执事了。观察素来喜欢喝酒，常年大量饮酒致身患吐血的疾病。我在省城的时候，他有一天找我去给他看病，谈到他的病情，观察说："我已经吐血好几年了，遇到抑郁就会加重。已经换了十多个医生了。有人说我是思虑过度而伤脾胃，有人说我是暴躁易怒而伤肝脏所致，有人说这是血热妄行引起的。有的方子是有效的，有的却无效，但始终都没有能够根治，你能帮我看一下吗？"我见他气宇轩昂，身材魁梧，面色红润，饮食过人，便知道这不是虚证。我为他诊脉发现左脉沉实，这不是有病的脉象，右关脉沉弦而数。于是告诉他说："大人您所患是实证，而不是虚证。如果因为思虑伤脾，就会忧心忡忡、惴惴不安、健忘惊悸；如果是血热妄行，就会发热口渴，头晕目眩；如果是因为暴怒伤肝，就会出现两胁膨胀，胸膈胀闷，同时并发胃气上逆想要呕吐。如今都没有这些症状，那就是前面的医生都错了。依我看来，这一定是湿热内蕴。血热则会瘀滞，所以说吐出的血肯定是紫黯的，而且有时候会吐出血块。胃口处多有刺痛感，小便经常是红色的，大便不畅通，有时带血。"观察大人说："你句句说的都对啊，那该怎么治疗？"我说："先用葛花解酒汤清理肠胃，再用枳术胃苓丸活血化瘀。平时要饮食清淡加以调养，不超过一个月，保证不会再犯病了。"观察按照我说的去做了。二十天后，他的病好了。后观察大人因母丧回家了，两袖清风，在我们西河书院做主讲。后来我也因母丧回家了，我们相距六十多里，平时书信往来还是很密切的。

湿入血室

【出处】 〔清〕魏之琇《续名医类案》。

【原文】 一人面白体盛，夏月患暑①，服凉解两帖而愈，以邪轻故也。旬日复感，自服苏合丸，覆被发汗，津液大泄，热邪内陷，又兼少年多欲，脉空数无根。章曰：苏合丸辛温走窜治寒尚可，温暑大忌。勉进甘凉薄味之药，养阴和阳。四五日，脉稍转②，而尺部甚空。身热不退，夜则谵语，天明则清，舌有薄苔，边淡黄，中白滑，每日饮粥二三碗。十余日，病不增减。药稍疏利，则委顿不堪。稍补助，则邪热愈炽。一日，因换床，即大汗口开，眼闭欲脱。用熟地一两二钱，附子四钱，浓朴二钱，合二陈汤如数，煎一大碗，黄昏时，服一半即熟寐。二更醒后，又服一半，亦无所觉。子后仍谵语，天明则清。脉稍有神而加数，舌苔中心亦黄（附子之故。），胸腹仍宽，能进粥食，乃用白虎汤加细生地等。连服数日，脉渐好，粥稍加。惟身热不退，夜仍谵语，左关脉独滞且沉。因思昼清夜昏，为热入血室。血室厥阴③所主，故左关独滞。仲圣有刺期门之法，是邪结血分也，今不明刺法，乃用归须、赤芍、新绛、青蒿、鳖甲、柴胡、黄芩、细生地之类。五六服，全然不效，此时已一月有二日矣。因病家笃信不获辞，彻夜思之，未得其理。忽记来复丹方中，有灵脂④专入厥阴。暑湿浊邪，与伤寒不同，故前药不效。灵脂以浊攻浊，兼有硝、黄，直达至阴，助本元以祛邪，必当奏功。遂于前方去柴胡，送来复丹一钱，夜即安睡，无谵语。连进三服，身热即退。忽解小便甚长，色深碧稠如胶浆，病家惊询。章曰：此病根除矣。因其少年多欲，湿之邪乘虚陷入肝肾，故与伤寒之热入血室，病同而邪不同，故药力不能胜邪则不效。此来复丹以浊攻浊，所以神效也。后进补药而愈。

【注解】 ①患暑：中暑。②转：好转。③厥阴：指足厥阴肝经。④灵脂：五灵脂，甘温，功效活血散瘀、止血。

【白话文】 有个人面色白，形体肥胖，夏天得暑病，邪气较轻，服用清凉解暑药两剂痊愈。十天后又感暑邪，自己服用苏合香丸，并盖被子发汗，导致大汗，热邪内陷，又因为年少房事过度，脉虚无力。名医章虚谷说：苏合丸药性辛温走窜，可以治疗寒证，治疗温暑病就是大忌。勉强给予甘凉薄味之药，养阴和阳。过了四五天，脉稍微有力些了，但尺部仍无力，发热不退，到了晚上就胡言乱语，天亮就神志清楚，舌苔薄，两边黄，中间白滑，每天吃粥二三碗。过了十余天病情没有变化。稍微用点疏利的药物就精神疲乏，稍微用点补益的药就发热。一天，因为调换床铺，立即大汗出，口开眼闭即将阳脱。即用熟地一两二钱，附子四钱，厚朴二钱，合二陈汤，煎一大碗，黄昏时服一半即熟睡。二更醒后，又服一半，也没有反应。子夜后仍然神志不清，天亮才恢复。脉稍有神但更加数，舌苔中间还是黄色（这是服用附子的缘故）。能够喝粥，就用白虎汤加细生地等药物，连服几天，脉象逐渐好转，进食也增加了，只有发热不退，晚上仍然神志不清，左手关脉沉滞。考虑到神志白天清楚晚上昏糊，是热入血室。血室是足厥阴肝经所主，所以左关脉沉滞。张仲景有刺期门穴的方法治疗邪热郁积血分，现在不知道具体方法，就用当归须、赤芍、新绛、青蒿、鳖甲、柴胡、黄芩、细生地之类的药物，服用五六天，没有一点疗效，这时已经过了一个月又两天了。因为患者家属信任，不容托辞，彻夜思考，未能明白原因。突然想起来复丹中五灵脂专入厥阴。暑湿邪气与伤寒不同，所以前药无效。如果用五灵脂攻克湿邪，用芒硝、大黄直达至阴，扶助正气祛邪应该有作用。所以前方去柴胡，送服来复丹一钱，当晚患者就可以安睡了，没有说胡话，连续服用三次，发热退去，忽然小便增加，颜色青绿像胶水一样黏稠，患者家属惊讶询问。章虚谷说：这是病根去除的表现。因为年少房劳，湿邪乘虚下陷肝肾，与热邪郁积血室，病相同而邪气不同，所以药力不能战胜邪气。这次用来复丹攻克湿邪，所以效果很好。后来服用补益药物，患者痊愈。

湿痰流注

【出处】〔清〕王堉《醉花窗医案》。

【原文】 同年李友兰，亦精医理。辛亥秋在会垣闲寓，得痛病，或手或足，或头或腹，或腰或胁，发无定时，亦无定处。自以为痹病，用续命汤不效。又以为寒，用麻黄汤亦不效。一日与余闲淡，告余曰："弟病实不可测。"余请一诊，则缓而滞，乃告友翁曰："君之病乃湿痰流注也。"欲再言，友兰顿悟曰："不差①！不差！余已知之，君破题下文我自作也。"相与一笑。越两日，病良②已。问服何药，友兰曰："个中人岂烦明言，君试言何药。"余曰："不过二陈汤加苍术、姜黄、羌活、独活也。"友兰出方示之，种种不谬。石虞琴广文在座，叹曰："二公可谓心心相印矣。"

【注解】 ① 不差：全对，无差错。② 良：的确。

【白话文】 同年的李友兰，精通医术。辛亥年秋天在会垣的住所，得了痛病，有时候是手，有时候是脚，有时候是头，有时候是腹部，有时候是腰，有时候是胁肋，发作没有固定的时间，也没有固定的地方。自己以为是痹病，用续命汤没效果。又以为是寒证，用麻黄汤也没疗效。一天和我闲谈，告诉我说："我的病实在不能预测。"我请求让我诊断一下，脉象缓慢而停滞，于是告诉他说："你的病是湿痰流注。"想要继续说，友兰顿悟说："没错！没错！我已经知道了，下面的我自己来处理。"我俩相互一笑。过了两天，他病好了。问他服了什么药，友兰说："都是个中人哪里用得着明说，你猜猜是什么药。"我说："不过是二陈汤加苍术、姜黄、羌活、独活。"友兰拿出来药方给我看，一种都不错。石虞琴先生也在，感叹说："两位可以说是心心相印了。"

实脾泻肺

【出处】 〔宋〕钱乙《小儿药证直诀》。

【原文】 东都张氏孙，九岁，病肺热。他医以犀、珠、龙、麝、生牛黄治之，一月不愈。其证喘嗽，闷乱，饮水不止，全不能食①。钱氏用使君子丸、益黄散。张曰："本有热，何以又行温药？他医用凉药攻之，一月尚无效。"钱曰："凉药久则寒不能食。小儿虚不能食，当补脾，候②饮食如故，即泻肺经，病必愈矣。"服补脾药二日，其子欲饮食。钱以泻白散泻其肺，遂愈。张曰："何以不虚？"钱曰："先实其脾，然后泻其肺，故不虚也。"

【注解】 ① 全不能食：完全不能进食。② 候：等待。

【白话文】 东都张氏的孙子，九岁，得了肺热病。其他医生用犀角、珍珠母、龙骨、麝香、生牛黄治疗，一个月没有痊愈。症见喘促咳嗽，胸口闷乱，不停地喝水，东西吃不下。钱乙用使君子丸、益黄散治疗。张氏问："本来就有热，为什么又要用温药治疗？其他医生都用凉药攻克肺热，一个月都没有奏效。"钱乙说："凉药用久了所以体内有寒而不能吃东西。小孩子脾胃虚弱而不能吃东西，应当补脾气，等到像以往一样吃东西了，就泻肺经之热，疾病一定会痊愈。"孩子服用补脾药两天后，就想要吃东西了。钱乙用泻白散泻肺经之热，就痊愈了。张氏问："这样用药为什么不会虚弱呢？"钱乙说："先实脾气，后泻肺热，所以不会虚弱。"

食积致痢

【出处】 〔清〕王堉《醉花窗医案》。

【原文】 又有银商，忘其名，夏得痢疾，医家以为火，用承气汤下之，逐日下数十次。又一医以为虚，补之，痢下止而胸满腹胀，委顿不起。司事①者惧其死，邀伊表兄某引之出铺，在寺中凭一屋居之，又十余日医药罔效。其表兄已为市②殓具矣。一日午饭后其表兄来请曰："舍亲病重，恐吓不能起，闻阁下脉理清真，欲往驾，以决生死，如可敬延半月，拟即遣之还家，较胜殁于旅舍也。"余随而往视，屋中臭不可近，急命舁③置他处，见其合眼朦胧，转侧之，并不知矣。提腕而诊之，俱微弱沉细，然至数匀称，惟右关独大，按之搏指。乃曰："此病因食积致痢，初医下其火，未去其食也。此时必肚腹膨胀，醒时见食作呕，病虽危，不惟不即死，并可生也。"其表兄曰："果尔，请治之。"乃以平胃散加神曲、麦芽等类进之，至夜解下秽物极多，腹平而知人矣。越日视之，脉小而气虚。因以真人养脏汤固其痢，三剂而痢止，略进食矣。因继以人参养荣丸半月而健。

【注解】 ① 司事：办事的人。② 市：买。③ 舁：抬。

【白话文】 有一位银商，忘了他的名字，夏天得痢疾，医生认为是火，用承气汤下利，每天泄下几十次。又一个医生认为是虚，用补法，下利是停止了但是胸腹胀满，疲倦不起。管事的人害怕他死去，让他表兄把他从铺子中拉走，在寺中借一个房屋居住，又过了十几天药物治疗没有效果。他的表兄已经买好棺材。一天午饭后他的表兄来请我说："我亲戚病得很重，已经不能起床了，听说您诊脉技术高明，想请你去，决定生死，如果可以延续半个月，我打算带他回家，总比死在旅馆好。"我跟随他去看，屋里气味很重，赶紧让他换到其他地方诊治，见他合眼朦胧，侧躺着，神志不清。提起手腕诊脉，脉微弱沉细，但是频率很均匀，只有右关独大，按下去很明显。就说："这病是食积导致痢疾，开始医生去除他的火，没去除他吃的东西。这个时候一定会肚腹膨胀，醒来时看见食物就呕吐，病虽然危险，不会立即就死，是可以治好的。"他的表兄说："如果是这样，就请你为他诊治。"于是给他服用平胃散加神曲、麦芽之类，到了晚上他拉下很多脏东西，腹部就平了而且神志清楚了。第二天再去看他，脉小而气虚。所以用真人养脏汤治疗痢疾，三剂服下去下利就停止了，能够稍微吃点东西了。之后继续用人参养荣丸调治，半个月后就恢复健康了。

食疗忧思

【出处】 〔清〕俞震《古今医案按》。

【原文】 丹溪曰：一蜀僧出家时，其母在堂。及游浙右①，经七年。忽一日，念母之心甚切，欲归无腰缠，徒尔朝夕西望而泣，以是②得病，黄瘦倦怠，时僧年二十五岁。太无罗先生见之，令其隔壁泊宿，每日以牛肉、猪肚甘肥等，煮糜烂与之。凡经半月余，且时以慰谕之言劳之，又许钞十锭作路费，曰：不望报，但欲救汝之命耳。察其形稍苏，脉稍充，与桃仁承气，一日三帖下之，皆是血块痰积，方止。次日只与熟菜稀粥将息③。又半月，其僧遂如故。又半月有余，与钞十锭，遂行。

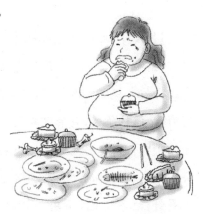

【注解】 ① 浙右：浙江西部。② 以是：因此。③ 将息：调养。

【白话文】 朱丹溪说：四川一个僧人出家时，他母亲还健在。等到他游历到浙江时，已经过了七年。忽然有一天，非常想念他的母亲，想要回家却没有盘缠，只能早晚望着西边哭泣，因此得了病。面黄肌瘦，精神疲惫，当时他才二十五岁。太无罗先生看到了，让他住在隔壁，每天用牛肉、猪肚等甘肥的东西，煮烂了给他吃。过了半个多月，时不时安慰劝谕，又答应给予十锭盘缠作为路费，告诉他不指望回报，只是想救你的命而已。观察他的身体开始恢复，脉象稍稍充盈，用桃仁承气汤，每天三次服下，出来的都是血块、痰块，才停止。第二天只给他青菜稀粥调养。又过了半个月，僧人的身体恢复了。又

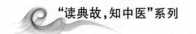

过了半个多月，罗先生给了他十锭盘缠，让他回家去。

手法代针

【出处】〔明〕杨继洲《针灸大成》。

【原文】 壬戌岁，吏部许敬庵公，寓①灵济宫，患腰痛之甚。同乡董龙山公推余视之。诊其脉，尺部沉数有力。然男子尺脉固宜沉实，但带数有力，是湿热所致，有余之疾②也。医作不足治之，则非矣。性畏针，遂以手指于肾俞穴行补泻之法，痛稍减，空心③再与除湿行气之剂，一服而安。公曰："手法代针，已觉痛减，何乃再服渗利之药乎？"余曰："针能劫病，公性畏针，故不得已，而用手指之法，岂能驱除其病根，不过暂减其痛而已。若欲全可，须针肾俞穴，今既不针，是用渗利之剂也。岂不闻前贤云：'腰乃肾之府，一身之大关节。'脉沉数者，多是湿热壅滞，须宜渗利之，不可用补剂。今人不分虚实，一概误用，多致绵缠，痛疼不休。大抵喜补恶攻，人之恒情④也。邪湿去而新血生，此非攻中有补存焉者乎？"

【注解】 ①寓：寄居、居住。② 有余之疾：实证。③ 空心：空腹。④ 恒情：常情。

【白话文】 壬戌年，吏部许敬庵，居住在灵济宫，腰痛很厉害。同乡的董龙山推荐我去诊疗。诊察他的脉象，尺部沉数有力，虽然男子的尺脉本来就应当沉实，但同时数而有力，是湿热导致的实证。医生按照虚证治疗就不正确了。他本性害怕针刺，于是我用手指在它的肾俞穴行补泻疗法，疼痛稍微减轻，再空腹服下除湿行气的方剂，服用一剂便安定下来。他说："用手法代替针刺，已经觉得疼痛减轻了，为什么还要服用淡渗利湿的药物呢？"我说："针刺可以治疗疾病，但你害怕针刺,所以不得已用手法代替针刺,这怎么能驱除病根,不过暂时减少了疼痛罢了。如果要想完全康复,需要针刺肾俞穴,现在既然不能针刺,就用淡渗利湿的方剂。前人曾说'腰乃肾之府,一身之大关节',脉沉数的多是湿热壅滞,需要渗利,不可以用补剂。如今的人不分虚实,一概而论,多导致病情缠绵,疼痛不止。大多人喜补恶攻,人之常情。但湿邪祛除而新血生,这难道不是攻中有补吗?"

熟地救火

【出处】 〔清〕魏之琇《续名医类案》。

【原文】 叶太史古渠,在上江学幕中,患吐证久不愈。凡学使按临①之郡,必召其名医延医,两年余更医十数,病日甚。岁暮旋里②,或与二陈加左金,吴萸、川连俱用五六分,服下少顷,吐血碗许。脉之不数,第③两寸俱上鱼际,左尺微不应指。彼欲言病源及所服方药,余曰:悉知之矣。第服余方,五十剂乃得瘥,计熟地当用三

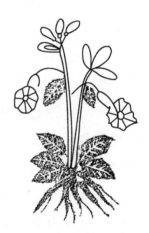

斤许。乃讶然莫喻,问所患究何病? 曰:彼上江名医,不过谓病痰饮耳,所用方不过用四君、六君已耳。遂拍案笑曰:一皆如言。但非痰饮,何以多酸苦涎沫? 今饮食日减,何以反重用熟地? 曰:此证由于肾虚,肝失其养,木燥生火,上逆胃络,肺金亦衰。饮食入胃,不能散布通调,致津液停蓄脘中,遇火上冲,则饮食必吐而出也。四君、二陈、香、砂类皆香燥之品,以之为治,犹抱薪救火,反助之燃。必滋水生木,润肺养金,庶可获效。第阴药性缓,病既久,非多剂不瘳也,用熟地、杞子、沙参、麦冬、石

斛等出入加减，初服吐自若，十剂外吐降序，食渐增，果至五十剂而愈。

【注解】 ① 按临：巡视。② 旋里：返回故乡。③ 第：次序。

【白话文】 叶太史，名古渠，在长江督学府中担任幕僚，他患呕吐病长久不愈，只要督学巡查所到的地方，他都会请当地的名医进行治疗，两年多已经看了十多位医生，但病情逐渐加重。将近年底的时候回到故乡，有人给予二陈汤加左金丸，吴茱萸、黄连各五六分，服药后不久吐血一碗。我诊脉见脉缓，两寸脉延伸到鱼际，左尺脉微。他想要告诉我病情及用过的方药，我说已经知道了。之后服用我开的方药，五十余剂就痊愈了，共用去熟地黄三斤。叶太史惊讶不明，问这到底是什么病？我说：那些长江流域的名医，都认为是痰饮造成，所用的方剂不过四君子汤、六君子汤等。他拍桌子笑着说：真的和你说的一样，但是如果不是痰饮病，为什么泛酸、口苦而且口涎多？现在饮食减少，为什么反而重用熟地黄？我说：这是由于肾虚，肝失其养，木燥生火，上逆胃络，肺金亦衰。饮食入胃，不能散布通调，致津液停蓄脘中，遇火上冲，则饮食必吐而出。四君子汤、二陈汤、香附、砂仁类皆香燥之品，以这些药治疗，像抱薪救火，反助火势。一定要补肾养肝，润肺补肺，才会有效。另外滋阴药物药性缓慢，而且病程日久，不长期服药不会好转，我用熟地黄、枸杞子、沙参、麦冬、石斛等加减，开始服用仍然会呕吐，十剂后呕吐好转，饮食渐增，服药五十剂果然痊愈。

水气下注

【出处】 〔清〕王堉《醉花窗医案》。

【原文】 赵梅村先生,崞县人,工书,兼精笔札①。见者辄赏之。以廪生②博广文尚在需次,为榆林观察芝田先生记室,后芝翁以内艰归里,梅翁亦家居,近为定襄令同谱弟戴幼安翁司笔札。壬戌夏,定襄县试,幼翁邀余阅卷,与梅翁朝夕聚谈。一日梅翁曰:"弟素颇健,近不知何故,两腿连脚作肿,午后益盛,闷滞不能屈伸。"余问:"皮皱乎?"曰:"然。""光亮乎?"曰:"然。""小便不利乎?"曰:"然。""胸膈发闷乎?"曰:"然。"告曰:"此必饮水太多,水气下注,不治则成水肿,渐而至腰,至腹,则无救矣。"梅翁请一诊,余曰:"不必诊脉,但疏泻其水,小便利则肿自已。至于茶水,渴而后饮,不渴时则绝之,勿过贪也。"因进以五苓散加木通、牛膝、防己、瞿麦,至夜则小便五六次,觉肚腹宽舒。天明视之,肿消其半。连服三剂,则肿迹全无,步履矫健。梅翁为书对联、横幅,称神者再再。

【注解】 ① 笔札:古代公文的泛称。② 廪生:明初生员有定额,皆食廪。其后名额增多,因谓初设食廪者为廪膳生员,省称。

【白话文】 赵梅村先生,崞县人,擅长书法,同时精通写作。看到他的人都很欣赏他。因为他生性豪爽才华横溢担任官职,是榆林观察芝田先生的记室,后来芝田先生因为父母丧事回家,梅翁也回到家里,近来为定襄县令同谱弟弟戴幼安翁负责文牍事务。壬戌年夏天,定襄县试,戴幼安邀请我阅卷,和梅翁早晚一起交谈。一天梅翁说:"我一直很健康,最近不知道为什么,两腿和脚都水肿,午后更厉害,烦闷阻滞不能够屈伸。"我问:"皮肤皱在一起吗?"说:"是的。""光亮吗?"说:"是的。""小便不利吗?"说:"是的。""胸膈发闷吗?"说:"是的。"我就告诉他说:"这一定是喝水太多,水气下注,没有治疗就会形成水肿,渐渐地到了腰,到腹部,就没救了。"梅翁请我诊脉,我说:"不用诊脉,只要疏泻身体里面的水,小便通了水肿就消除了。至于茶水,口渴后再喝,不口渴时就不要喝了,千万不要喝太多。"所以让他服用五苓散加木通、牛膝、防己、瞿麦，到了晚上小便五六次，觉得肚腹宽舒。第二天看到他，肿消了一半。连服三剂，水肿的踪迹全无，步履矫健。梅翁给我写了对联、横幅，反复说我是神。

水停不寐

【出处】　〔清〕王堉《醉花窗医案》。

【原文】　余读书于城东之三道河，有友人李君香泉年四十许，未博一衿①。素嗜茶，自早至晚，约饮茶数十碗。见炉鼎热沸，则喜形于色。久之面乏血色，食量减少。每至秋初，则彻夜不寐，天明益渴。一日由家至塾，携丸药来，朝夕服之。又常蓄熟枣仁一囊，不时咀嚼。余问何故？则谓医家云，枣仁能安神，苦不寐，故常嚼之。问："服何药？"则因不寐请医士习天主教者，名王凝泰，令服人参归脾丸，谓是读书劳心，心血亏损所致。余曰："药效否？"香泉曰："并不见效，然尚无害。"余请一诊，则脉多弦急。告香泉曰："此水停不寐，非血虚不寐也。就枕则心头颤动胸胁闷胀，小便不利，时时发渴，乃有余证，宜逐水则寐自安。若以归脾丸补之，久而水气上蒸，恐增头昏呕吐，年老恐成水肿。"香泉曰："是是。"急请一治。余以茯苓导水汤付之，二更许，小便五六次，启衾②而卧，则沉沉作梦语曰好爽快。须臾转侧至明始觉，则遗尿满席，被幞③如泥，而饮自此少，食自此进。命常服六君丸以健脾胃。

【注解】　① 衿：指秀才。② 衾：被子。③ 被幞：单指被褥。

【白话文】　我在城东的三道河读书，有朋友李香泉四十岁左右，未能求取一个功名。他向来喜欢喝茶，从早到晚，喝茶几十碗。看见热水沸腾于炉鼎,就喜形于色。时间长了脸上就缺乏血色,食量减少。每到秋初,整夜不眠,天亮了就更渴。一天从家到学校,带着药丸来,早晚服用。又常常积蓄熟枣仁一袋,不定时就咀嚼一颗。我问是什么原因?他说医生说,酸枣仁能安神,因为失眠,所以常吃。我问:"服过什么药?"他说因为失眠请了信仰天主教的医生,叫王凝泰,让我服用人参归脾丸,说是读书操心,心血亏损所导致。我说:"药有效吗?"香泉说:"没看到什么效果,但是也没有危害。"我请他让我看一下,脉象多弦而且急。我对他说:"这是水停导致失眠,不是血虚导致的失眠。躺下就心头颤动胸胁闷胀,小便不利,时时口渴,是有余证,应该把水去除就能睡得安心。如果用归脾丸滋补,时间长了水气上升,恐怕会增加头昏呕吐,年纪大了怕是会为成水肿。"香泉说:"是的。"急忙请我治疗。我开了茯苓导水汤给他,二更的时候,他小便五六次,拉开被子躺下,一会睡沉说梦话,说"好爽快"。一会儿翻身睡到天亮才发觉尿了满床,被子像泥一样,从此喝得就少了,也能吃得下东西了。让他常常服用六君丸来健脾胃。

水肿初起

【出处】 〔清〕王堉《醉花窗医案》。

【原文】 辛酉春正月,家君体素壮健而年过七旬。以新年酬应劳攘,且多食厚味,又年前偶感风寒,痰咳流连。上元后,口下暴肿,渐而两足增胀,渐而两手亦胀矣。堉屡欲施治,而家君素不服药,自以体壮,俟其病之自已也。越三日更甚,以长媳有小恙,前曾经杨医治之,乃托治媳病,遣人招杨治家君病。下车视之,则须发苍然,步履迟重，戴眼镜矣，轮扶杖而入，毫无谦抑态，扬扬睨一切，余唯唯听命，窃意必斫①轮手②也。茶后以家君病请教，杨曰："脉后再谈。"诊之越时许，乃释手曰："年老气虚，宜有此疾。此时宜先补虚，不必治肿。气不虚，肿自已也。"余以其统混无头绪。辨曰："经云水肿初起，目下如卧蚕形。今家父病适合，似宜先导水。"杨怫然曰："治病拘定书本，焉有是处。请服余药，方信余之不谬也。"余未便非之，而心窃不谓然，因请一方。乃八珍汤加桂附也，又加陈皮五分，木通三分，云可利水，掉臂而去。知必不效，而家君以其年老，当有确见。药初进而胸腹增满，肿愈甚。不得巳，私以杏苏饮加木通、牛膝、防己各三钱，煎成请家君服，至半夜，则小便五六次，天明腹宽，而肿处作绉③形，嗽亦少止矣。家君见药效，连进四服。肿俱消，惟肾囊尚胀，停三日，又以原方加葶苈、二丑进。凡一服，小便洞下十余碗，肾囊如常，而病全息矣。

【注解】 ① 斫：用刀、斧等砍劈。② 手：控制。③ 绉：绉缩。

【白话文】 辛酉年春季正月里，我的父亲身体一向健壮而且年过七旬。因为新年应酬劳累，又吃多了美味的食物，加上过年前偶然感染风寒，咳嗽吐痰不止。元宵节后，口下突然发肿，渐渐地两腿、两手都肿胀起来。墒多次想实施治疗，然而我父亲向来不吃药，认为自己身体强壮，等病自己好。过了三天病更严重了，因为长媳有小毛病，之前曾经请过杨医生治疗，于是假装媳妇病了，派人请杨医生治我父亲的病。下车一看，他白发苍苍，脚步慢重，戴着眼镜拄着拐棍进来，一点也没有谦逊姿态，仰着头藐视一切，我唯唯诺诺点头答应，私下以为一定要斩断他的控制。喝茶后向他请教父亲的病，杨说："诊脉以后再说。"诊断了很久，才放开手说："年老气虚，容易有这个病。此时应先补虚，不必治肿。气不虚，肿自然就消除了。"我认为他的话没有头绪，辩解说："医经上说水病刚刚发生时，眼睑有卧蚕的形状。现在我父亲的病正是这样，似乎应该先利水。"杨生气地说："治病拘泥于书本,怎么会对呢?请服用我的药,就会相信我说的没错。"我没有反驳他,虽然心里不这样认为,于是请他开了一个方子。他开了八珍汤加肉桂、附子,又加陈皮五分,木通三分,说可以利水,甩臂离开。我知道肯定没有效果,而我父亲因为医生年纪比较大,认为他有见识。药物刚服用胸腹就更加满闷,水肿越严重。不得已,私自以杏苏饮加木通、牛膝、防己各三钱,煎好后请求父亲服下,到了半夜,小便就有五六次,第二天腹宽,而肿处出现皱形,咳嗽也稍微停了。我父亲看到药效,连服了四剂。肿全消,只有阴囊还胀,停了三天,又以原方加葶苈子、牵牛子服用。只是一剂,小便就下十多碗,阴囊如常,病全消失了。

思虑气结

【出处】 〔清〕沈源《奇症汇》。

【原文】 一女许嫁①后,夫经商二年不归。因不食困卧如痴,无他病,多向里卧。朱诊之,肝脉弦出寸口,曰:此思想气结②也。药难独治,得喜可解。不然令其怒,脾主思,过思则脾气结而不食,怒属肝木,木能克土,怒则气升发而冲开脾气矣。令激之大怒而哭,至三时许③,令慰解之,与药一服,即索酒食。朱曰:思气虽解,必得喜则庶不再结。乃诈以夫有书,旦夕且归。后三月,夫果归而愈。

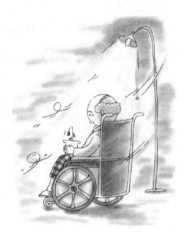

【注解】 ① 许嫁:允婚。② 思想气结:思虑太过而致脾气结。

③ 许：左右。

【白话文】 一女子出嫁之后，丈夫经商两年未归。女子因此吃不下饭，如痴如呆整天困倦嗜睡，没其他的病，多面朝里卧。朱丹溪为她诊脉，肝脉弦出寸口，说："这是思虑气结，单独用药物治疗难以取效，遇到高兴的事就可以痊愈了。不然就让她发怒，脾在志为思，思虑过度就会脾气郁结而不喜饮食，怒属肝木，肝木能克脾土，怒气升发就能冲开脾气。"让人激她到大怒而哭，到了三个时辰左右，再使人宽慰劝解，开一剂药服用，就想要吃饭了。朱丹溪说："思气虽解，但必须要有开心的事情才不会再犯病。"于是骗她说丈夫有书信，很快就回来了。三个月后，丈夫果然回来了就痊愈了。

四物养血

【出处】〔宋〕方勺《泊宅编》。

【原文】 四物汤，妇人之宝也。洛阳李敏求赴官东吴，其妻病牙疼，每发呻吟宛转，至不能堪忍。令婢辈钗股①按置牙间，少顷②，银色辄变黑，毒气所攻，痛楚可知也。沿路累易医，殊无效。嘉禾僧慧海为制一汤，服之半月，所苦良已。后因食热面又作，坐间煮汤以进，一服而愈，其神速若此。视药之标题，初不著名，但云凉血、活血而已。敏求报之重，徐③以情叩④之，始知是四物汤。盖血活而凉，何由致壅滞以生疾？莫强中一侍人久病经阻，发热咳嗽，倦怠不食，憔悴骨立；医工往往作瘵疾⑤治之，其势甚危惧。强中曰："妇人以血气为本，血荣自然有生理。"因谢遣⑥众工，令专服此汤。其法㕮咀，每慢火煮，取清汁，带热以啜之，空腹日三四服。未及月，经候忽通，余疾如失。

【注释】 ①钗股：古代妇女用以固定发髻的头饰，呈细长的锥形，一般为银质，上端嵌有碧玉，亦称碧玉簪。② 少顷：一会儿，片刻。③ 徐：缓缓。④ 叩：叩求。⑤ 瘵疾：痨病。⑥ 谢遣：谢绝遣返。

【白话文】 四物汤，是妇女的宝物。洛阳李敏到东吴做官时，他的妻子牙疼，每天痛得呻吟辗转，不能忍受。就让奴婢用钗股按牙间，一会儿，银色就变黑了，是毒气所导致的，所以痛楚也可知晓了。一路看了很多医生，都没什么效果。嘉禾的一个和尚慧海为她熬制了一剂汤药，服了半个月，病情大有好转。后来因为吃了热面又发作，赶紧就煮了汤药喝下去，一服汤药就好了，药效迅速。看药的名字，开始并未标明，只说可以凉血、活血而已。李敏想要报答他，缓缓向他叩头求方，最后才知道是四物汤。血活而凉，怎么可能会壅滞而生疾病呢？莫强中的一个仆人，长期闭经，发热咳嗽，倦怠不食，憔悴骨立；医生往往当作瘵病治疗，但是她的病情还是越来越严重。莫强中说："妇人以血气为本，血荣自然有生机。"于是遣去其他医生，让她只服用四物汤。方法是咬咀，每次用慢火煮，取清汁，趁热喝下，空腹服三四剂。不到一个月，月经忽然通畅，其他的症状也消失了。

肃上滋下

【出处】 〔清〕王世雄《回春录》。

【原文】 周子朝，患恶寒、头痛、发热，酷似伤寒，而兼心下痛胀。孟英脉之，右部沉滑，苔黄不渴，溲①如苏木汁。先以葱豉汤加（山）栀、（黄）连、杏（仁）、贝（母）、薏（仁）、橘（皮）为方，服后微汗，而不恶寒反恶热。虽汤饮略温，即气逆欲死。孟英曰：客邪解矣，清其痰热可也。予：知母、花粉、杏（仁）、贝（母）、旋（复）、滑（石）、（石）斛、橘（皮）、枇杷（叶）、茅根、芦根、地栗海等药，果吐胶痰甚多，而纳食渐复。惟动则欲喘。于"肃上"之中，佐以"滋下"为善后而瘳②。

【注解】　①溲：小便。②瘳：病愈。

【白话文】　周子朝，自觉恶寒、头痛、发热，症状酷似伤寒，兼见心下痛胀。王孟英为他诊脉，其右部脉沉滑，舌苔黄，口不渴，小便像苏木汁。先用葱豉汤加山栀、黄连、杏仁、贝母、瓜蒌仁、橘皮，服用后微微出汗，恶寒减轻反而怕热。汤剂性味略温，若气逆则立即致死。王孟英说：表邪已解，可清化其痰热。给予知母、花粉、杏仁、贝母、旋覆花、滑石、石斛、橘皮、枇杷叶、茅根、芦根、地栗海等药，果然吐出许多胶着样黏痰，饮食也渐渐恢复。只是稍微活动就会气喘。在清肃痰热的同时，佐以"滋下"作为善后的方法，而后痊愈。

太阴食伤

【出处】　〔明〕江瓘《名医类案》。

【原文】　博儿赤马剌，年三十余，因猎得兔，以火炙食颇多，抵暮至营，极困倦，渴饮潼乳①斗余，是夜，腹胀如鼓，疼痛闷乱，卧起不安，欲吐不吐，欲泻不泻（此症不发热，无外感。），手足无所措，举家惊惶。罗诊其脉，气口大二倍于人迎，乃应食伤太阴经之候也。右手关脉②，又且有力，盖烧肉干燥，因而多食，则致渴饮，干肉得潼乳之湿，是以滂③满于肠胃，乃非峻急之剂，则不能去。遂以备急丸五粒，觉腹中转矢气，欲利不利，复投备急丸五粒，又与无忧散五钱，须臾大吐，又利十余行，皆物与清水，相合而下，约二斗余，腹中空快，气渐调。至平旦，以簿④粥饮少少与之。三日后，再以参、术等药，调其中气，七日而愈。此所谓饮食自倍，肠胃乃伤者也。

【注解】 ① 潼乳：马奶子酒。② 右手关脉：指脾。③ 滂：气势盛大，此指胀满程度剧烈。④ 簿：通"薄"。

【白话文】 元代有个人叫博儿赤马剌，三十多岁了，因为打猎时打到了兔子，用火烤了吃了很多，傍晚回到营房时，因为非常的困倦口渴，喝了一斗多的马奶子酒。当天夜里，腹部胀大如鼓一般，疼痛胀闷，气机逆乱，坐卧不安，想吐却吐不出，想排便也没办法排出来。（这个病没有发热，也没有外感的表现。）全家人都手足无措，不知该如何是好。罗谦甫诊察他的脉象，气口脉比人迎脉强两倍，应该是饮食过多损伤了太阴经的症状。右手的关脉尤其有力，因为烤肉干燥因此容易多吃，但是吃多了又容易口干，燥性的烤肉加上马奶子酒的湿性，因此就积聚在了肠胃，必须要用峻下的药才能解除这个症状。因此用备急丸五颗让其服下，患者便觉得腹中有气辗转，排气增多，似乎有要排便的感觉，再加五粒备急丸和五钱无忧散，片刻后就开始剧烈呕吐，然后解了十余次大便，都是清水和未消化的食物，共排出了两斗多的秽物，腹中感觉通畅痛快，气机也渐渐调和了。到早上的时候，给他喝了少量的稀粥。三天后，再用人参、白术等药调理他的中气，七天病就好了。这个案例就叫做过饮过食，肠胃自然就会损伤。

痰核结疮

【出处】 〔清〕王堉《醉花窗医案》。

【原文】 越二年，张七兄之女，适吾乡大郎神村宋，数年不孕，月事不以时至，饮食亦少。春间忽患咽痛，人以为感冒瘟疫，凡解毒散风、销火凉血诸药，无所不施，而喉痛如故。张求余治，诊其脉沉而滑，恐喉中肿烂，以箸按其舌而视之，则痰核累累如贯珠。白喉连及上腭，且复如此。乃笑曰："如此不着紧①病，乃累赘至是乎。头不痛，鼻不塞，非感冒也；项不肿，喉不闭，非瘟疫也，不渴不热，非火也；不汗不昏，非风也。此乃痰热上潮，结而成疮形，按之软而滑，其痛若口疮。况病者体素肥，痰膜凝结，故数年不孕，月事不至。但去其痰，则血络通，不惟止喉痛，即月事亦当至也。"其父喜，急索方，余以芩连二陈汤示之，告曰："二服喉痛自止，再合加味二陈丸一料，时常服之，不半年必更壮矣。"病者听之，余亦不问。迨②戊午春，于宗人③处，见张至，急揖谢曰："小女病，诚如君言，今抱子矣，鄙亲家亦极感谢。"为之一笑。

【注解】 ① 着紧：重视。② 迨：等到。③ 宗人：同族之人。

【白话文】 越二年，张七的女儿，嫁给了我同乡大郎神村的宋家，几年不怀孕，月经不按时到来，饮食也少。春间忽然咽喉疼痛，人们认为是感冒瘟疫，用解毒散风、祛火凉血的药，所有方法都用了，但是喉咙依旧疼痛。张请我去治，见她脉沉而滑，恐怕喉咙肿烂，用筷子按她的舌头看，痰核很多像贯珠。白喉连接及上腭，覆盖到如此地步。于是笑着说："竟然这样不关心疾病，才能累积到现在这个样子啊。头不痛，鼻子不堵塞，不是感冒；脖子不肿，喉咙不闭，不是瘟疫；不渴不热，不是火；不汗不昏，不是风。这是痰热向上，聚集形成了疮，按下去柔软而光滑，她的痛苦是口中生疮。况且患者一向肥胖，痰膜凝结，所以几年不怀孕，月经不来。只要化解痰湿，血络通顺，不仅喉咙痛会消失，月经也会来的。"她的父亲很高兴，急忙问我要药方，我开芩连二陈汤给他，告诉他说："服用两剂后喉咙痛就会停止，再用加味二陈丸一方，经常服用，不到半年就会比现在强壮。"患者听着，我也没有问。等到戊午年春天，在同族人处，我见到张七，他急忙作揖道谢说："女儿的病，果然就像你说的那样，她现在已经有了孩子，我亲家也非常感谢您。"我笑了一笑。

痰火郁肺

【出处】 〔清〕王堉《醉花窗医案》。

【原文】 邻人郭某之女，再醮①于邻村，归宁②恒数月不返。一日忽患咳嗽，初略不为意，久而增盛，延人治之，则曰，此虚劳也。始而补气，继而行瘀，又转而理脾疏肝。药屡易而病不减。一日其母偕之来，俯余治。因问曰："嗽时作时止乎？抑咳则面赤气急声声接续乎？"曰："急甚。"观其面色红润，知非虚证。乃诊其脉，则右寸浮滑而数，余则平平。告曰："此痰火郁在肺经，常苦胸膈满闷，发则痰嗽俱出，不但非虚劳，且大实热证也。"进以芩连二陈丸加桑皮，木通以疏之，三日而嗽减。再请余治，则数象减而滑则依然。余曰："热退而痰仍在，不去之，恐复作。"因用平陈汤加枳实、大黄下之。凡③二进，下顽痰数碗，胸膈顿宽，而嗽亦止矣。

【注解】 ① 再醮：旧时称寡妇再嫁。② 归宁：已嫁女子回娘家。③ 凡：总共。

【白话文】 邻居郭某的女儿，再婚嫁到邻村，回娘家经常好几个月不回来。一天忽然得了咳嗽，刚开始并没有在意，时间久了越来越严重，请人来治疗，说这是虚劳，于是就开始补气，又活血化瘀，后来又转向疏肝理脾。所用药物改变多次而病情却没有减轻。一天她的母亲带她来，请我给她治疗。于是问："你的咳嗽时作时停吗？咳嗽发作就面赤气急声音断续吗？"她说："是的，发作时又急又严重。"我看她脸色红润，知道这不是虚证。于是给她把脉，右寸脉象浮脉滑而数，其余各部脉象平平。便告诉她说："这是痰火郁滞在肺经，常常胸腹满闷，发作时咳嗽吐痰，这不仅不是虚劳，而且还是大实热证。"服用以芩连二陈丸加用桑皮、木通以疏导，三天后咳嗽减少。再请我治疗，数的脉象减少而滑的脉象依然。我说："热退了而痰仍然存在，不去痰的话，恐怕会再次发作。"所以使用平陈汤加枳实、大黄通下，吃了两服药，吐下顽痰几碗，顿时感觉胸膈宽敞，而咳嗽也停止了。

痰厥头痛

【出处】〔清〕王堉《醉花窗医案》。

【原文】 里中①王云集夫妇，习天主教，精于技艺，大而土木之工，小而钟表之细，以致裁衣治膳，骑射技击之术无不通，亦无不精也。而清贫如洗，夫妇诵经奉佛，意气淡泊，乡党皆敬之。壬戌春，得脑后疼，起卧不敢转侧，动则如针刺。请王槐堂茂才②治之，以为风也，散之不效，乃邀余治。诊其六脉浮滑，两寸俱出鱼际者半寸。告曰："此痰厥头痛，非外感也。甚则为刚痉，必至角弓反张，身体强直；缓则半身不遂，口眼歪斜，实大症也。止头痛，极易事，但此病须服药数十付，乃除根。不然疼虽止，将复发。"王以贫辞③，乃曰："但能止头痛则举动自如，余听之可也。"乃示以东垣通气太阳汤（柴胡、升麻、黄芪各一钱，防风、羌活、陈皮、人参、甘草各五分，藁本、青皮各三分，黄柏一分，白豆蔻仁二分）二服，痛果减，遣人告余，拟余易方，余曰："方无可易,但服至五六付,痛全止矣。"王遵之,痛遂已。其妻劝其再治,其夫苦无药资,遂止。余近闻其手足迟重,饮食不思,且皮肤疼痛不自觉。噫！贫人获此大病,若跌扑而痰壅以死,犹为了当④,不然恐沉绵床褥,累月经年,其罪状有不可以言语者,伤哉贫也。

【注解】　①里中:同乡之人。②茂才:秀才。③辞:推辞,拒绝。④了当:干脆。

【白话文】　同村的王云集夫妇,信仰天主教,手艺精湛,大到土木工程,小到钟表的细腻,就连裁剪衣服、做饭、骑马、射箭、武术没有不精通的。但是一贫如洗,夫妇俩诵经供奉佛祖,志趣淡泊,乡里的人都很尊敬他们。壬戌年春天,王氏后脑疼痛,起床和躺下时不敢翻身,一活动就像针刺一样。请王槐堂来诊治,认为是风,用发散的药物没有效果,于是请我治疗。诊断的结果是六部脉象都浮滑,两手寸脉出了鱼际穴半寸。我告诉他们说:"这是痰厥头痛,不是外感。严重的会变成刚痉,导致角弓反张,身体强直;病情轻的半边身体没有感觉,嘴歪眼斜,是严重的实证。止住头痛,是最容易的事,但这种病需要吃药几十付,才能除根。否则疼痛虽然止住,将来还会复发。"王云集因为贫穷推辞,就说:"只要能止住头痛行动就能自如,我听着是可以啊。"于是我给他开了东垣通气太阳汤(柴胡、升麻、黄芪各一钱,防风、羌活、陈皮、人参、甘草各五分,藁本、青皮各三分,黄柏一分,白豆蔻仁二分)二副,疼痛果然减少,派人告诉我,打算让我调整方药。我说:"方药不需要调整,只要服用五六副,疼痛就可以完全停了。"王云集听我的话服用,头痛就好了。妻子劝他继续治下去,但他苦恼没有钱买药,就停止了。我最近听说他的手脚迟缓沉重,不想吃饭,而且皮肤不自觉就会疼痛。唉！穷人得了这样的重病,如果是跌扑而痰浊壅塞致死,还能接受,不然的话,恐怕卧床不起,积年累月,他受的罪不能用语言描述,贫穷是多么悲伤啊！

痰扰心包

【出处】〔清〕王堉《醉花窗医案》。

【原文】 备三之夫人，工诗善画，刺绣尤冠①一时，人亦风流自喜，词辩滔滔。余在备三处闲谈，诸寅②作斗叶之戏，余不喜此事作壁上观，晚餐甫设，有媪③自内出，启④备三曰："太太不知何故，忽患心烦发呕，坐卧不安，闻王大老善医，急请入视。"余偕备三入，则二婢扶坐，粉汗淫淫，作捧心状。急诊其脉，脾部细弱，左寸滑数特甚。乃曰："夫人所患是脾虚停痰症也。盖由思虑伤脾，饮食不化，平日必有健忘惊悸之疾。此时痰涎绕心包络，故烦呕交作。须先清其痰，后理其脾。清痰须用莲子清心饮（黄芩、麦冬、地骨皮、车前子、甘草、石莲子、人参、黄芪、茯苓），理脾须用人参归脾丸。病以渐来，亦以渐去，旦夕⑤难全愈也。"乃先以清心饮投之，二日而烦呕止。再进归脾汤，十日而四视之，病若失矣。

【注解】 ①冠：出众，出色。②寅：同僚。③媪：老妇人。④启：陈述。⑤旦夕：早晚，比喻短时间内。

【白话文】 备三的夫人，擅长诗画，刺绣名冠一时，人也风雅超逸，能言善辩，滔滔不绝。我在备三家闲谈时，各位宾客在玩斗叶的游戏，我不爱好就在一旁观看，晚饭刚设，有位妇人从里面出来，告诉备三说："太太不知道怎么了，忽然感到心烦呕吐，坐卧不安，听说王大老擅长医术，请赶快进去看看。"我随备三一起进去了，两个丫鬟把她扶坐着，汗出津津，双手捂住心。我急忙为她把脉，脾部脉象细弱，左寸脉象滑数厉害。于是说："夫人所患的是脾虚停痰症。这是由于思虑日久伤脾，饮食不化，平时一定有健忘惊悸的症状。此时痰涎绕心包络，所以心烦、呕吐交作。必须先清理痰饮，再健运脾胃。清痰需用莲子清心饮（黄芩、麦冬、地骨皮、车前子、甘草、石莲子、人参、黄芪、茯苓），理脾需用人参归脾丸。病是慢慢得来的，也应该逐渐离去，短期内难以完全治好的。"于是先以清心饮治疗，两天后，心烦、呕吐停止了。再服用归脾汤，十四天后，再去看她，病已经好了。

痰在经络

【出处】 〔明〕杨继洲《针灸大成》。

【原文】 乙卯岁，至建宁滕柯山，母患手臂不举，背恶寒而体倦困，虽盛暑喜穿棉袄，诸医俱作虚冷治之。余诊其脉沉滑，此痰在经络也。余针肺俞、曲池、三里穴①，是日即觉身轻手举，寒亦不畏，棉袄不复着②矣。后投除湿化痰之剂，至今康健，诸疾不发。若作虚寒，愈补而痰愈结，可不慎欤！

【注解】 ① 肺俞、曲池、三里穴：为穴位名，具有祛痰通络的功效。② 着：穿。

【白话文】 乙卯年，在建宁滕柯山，母亲手臂不能抬起，背恶寒，身体倦困，虽然是大夏天也要穿着棉袄，很多医家都按照虚冷来治疗她。我诊她的脉象沉滑，这是痰在经络的表现。我给她针灸了肺俞、曲池、三里穴，当日便感到身体轻快，手可以举起来，也不畏寒了，棉袄也不需要穿了。接着我又开了除湿化痰的方剂，到现在她仍然很健康，不得病。如果按照虚寒来诊治，越补痰越多，能不谨慎吗！

汤散之别

【出处】〔宋〕方勺《泊宅编》。

【原文】 朱肱，吴兴人，进士登科，喜论医，尤深于伤寒。在南阳时，太守盛次仲疾作，召肱视之，曰："小柴胡汤证也。"请并进三服，至晚乃觉满。又视之，问所服药安在，取以视之，乃小柴胡散也。肱曰："古人制㕮咀①，谓锉如麻豆大，煮清汁饮之，名曰汤，所以入经络，攻病取快②。今乃为散，滞在膈上，所以胃满而疾自如也。"因依法旋制，自煮以进二服，是夕遂安。

【注释】 ① 㕮咀：将药物加工切碎。② 快：见效迅速。

【白话文】 朱肱，吴兴人，考中进士，喜欢研究医术，尤其喜欢研究伤寒病。在南阳时，太守盛次仲突发疾病，召他诊治。诊后说："这是小柴胡汤证。"进服三剂可愈，可到了晚上患者觉得腹满。他再次前往视诊，察验前次所服用的药，取来一看乃是"小柴胡散"。他说："古人制药，制作的如麻豆大，用清水煮，叫汤剂，所以药力可以快速通过经络，治疗疾病很是迅速。今天您吃的是散剂，药力停留在膈上，所以有胃满的症状而疾病依然存在。"于是他亲自煎煮前药，两剂之后，到晚上病就好了。

同病异治

【出处】〔西晋〕陈寿《三国志》。

【原文】 府吏儿寻、李延共止^①，俱头痛身热，所苦正同。佗曰："寻当下之,延当发汗。"或难^②其异,佗曰:"寻外实,延内实,故治之宜殊。"即各与药,明旦并起。

【注解】 ① 止:停留。② 难:质问。

【白话文】 府吏儿寻、李延一起找华佗看病,两人都是头痛,身体发热,病状相同。华佗说:"儿寻应当通导,李延应当发汗。"有人不解,问为什么两人症状相同,治法却不同。华佗说:"儿寻是外热,李延是内热,所以治疗方法应该有所不同。"随即给两人开不同的药,第二天两人的病都好了。

头风刺血

【出处】 〔宋〕李昉《太平广记》。

【原文】 唐高宗苦风眩,头目不能视。召侍医秦鸣鹤诊之。秦曰:"风毒上攻,若刺头出少血,愈矣。"天后自帘中怒曰:"此可斩也。天子头上,岂是出血处耶?"鸣鹤叩头请命。上曰:"医人议病,理不加罪。且吾头重闷,殆^①不能忍,出血未必不佳。朕意决矣。"命刺之。鸣鹤刺百会及脑户出血。上曰:"吾眼明矣。"言未毕,后自帘中顶礼以谢之曰:"此天赐我师也。"躬^②负缯^③宝以遗之。

【注解】 ① 殆:几乎。② 躬:亲自。③ 缯:古代对丝织品的总称。

【白话文】 唐高宗患风眩病痛苦不堪,头晕目眩看不清东西。高宗召侍医秦鸣鹤给他看病,秦鸣鹤看后说:"是风毒上攻引起的,如果刺头出点血就能好。"则天皇后在帘后面大怒道:"此人该斩! 天子的头上怎么能是出血的地方！"秦鸣鹤磕头请求饶命。高宗说："医生看病，议论病情，按道理是不应该治罪的，并且我的头非常沉闷，几乎不能忍受了，出点血不一定就不好。我决心已定！"高宗让他针刺治病。秦鸣鹤刺唐高宗的百会穴和脑户穴并刺出血。唐高宗说："我的眼睛能看见了。"他的话未说完，则天皇后在帘后行大礼，谢秦鸣鹤，说："这是上天赐给我的医师啊！"然后亲自赠送丝帛、珠宝给秦鸣鹤。

土衰食滞

【出处】 〔清〕王堉《醉花窗医案》。

【原文】 越数月，余送堂几府试，与观察日日见面。谈及共如君云，癸水①不调，脐腹常疼，精神委顿，饮食不思，偶受孕，三四月辄②坠。前在崞，曾服药无数，兹③又请教授齐老师治之，又请府幕钱老夫子治之，病仍不愈。皆以为痨矣，请一决之。如君出则荆钗裙布，寒素依然，向余展拜，余答之。诊其脉则六脉俱虚，而无数象，右关尤甚。告观察曰，此乃脾虚土衰之证，故精神少，饮食滞。至月事不调，怀孕辄坠，则中气不能健固之故。极可治。但须积日累月，非旦夕可愈之病也。若迟延不治，则久而泄泻，或久而咳嗽发热，面赤恶寒，真痨症矣。余先进以六君子汤加益智、干姜、芡实，命服八剂后，服资生健脾丸。观察问，丸药服几斤？余曰，多多益善。

后余归介，观察解帐归崞。二年后，在会垣见其长子，问前病状，则曰，迩来④体甚壮硕，去年冬，竟举一女，家父犹时时道及而铭感焉。

【注解】 ①癸水：月经。②辄：就。③兹：现在。④迩来：近来。

【白话文】 过去几个月，我去堂几参加府试，与观察天天见面。谈到共如君说，她月经不调，脐腹经常疼痛，精神疲乏，不想饮食，偶然怀孕，三四个月就流产了。以前在崞地时，曾吃药无数，现在请教授齐老师治疗，又请府幕钱老夫子治疗，病仍然不好。都认为是痨病，请我去诊治。如君出来的时候荆钗裙布，非常朴素，向我致意，我回应她。切脉见六种脉象都很虚弱，但没有数脉的迹象，右关尤其严重。我告诉观察说："这是脾虚土衰的症状，所以没什么精神，饮食停滞。而月经不调，怀孕总流产，是中气不能健康稳固的原因。当然可以治疗。但必须长年累月，不是一朝一夕可以治愈的。如果拖延不治，那么时间长了泄泻不止，或者长期咳嗽发热，脸红怕冷，就真成痨病了。"我先给她用了六君子汤加益智仁、干姜、芡实，让她服用八剂之后，再服用健脾丸。观察问："丸药服用几斤?"我说："越多越好。"

后来我回到家，观察也辞职回崞地。两年后，在外面看到他的长子，问他母亲的病情，说："近来身体很壮硕，去年冬天，竟然生了一个女儿，我的父亲还常常提到您而且很感谢您。"

外虚里实

【出处】 〔清〕王堉《醉花窗医案》。

【原文】 同乡张七兄名守秩，其夫人患痢疾，屡治不效。托其戚梁某转邀余视之，则五十余，人甚枯瘦。诊其脉，浮数特甚。问："发热否?"曰："热甚。"问："渴否?"曰："渴甚。"余曰："若然，则腹必胀痛也。"曰："然。"乃告张曰："外似虚，却是实证，非下之不可。"张不然其说，曰："体素虚，况①痢则愈虚，再下之恐不相宜，万一病不可补，微利②之可乎？"余告以利之无益，若再迟数日，恐内蕴攻胃，成噤口也。张不得已，嘱余开方。余以大承气汤进。归经数日，又请往视，余曰："此病当大效，何迟迟至是。"问来人，则前方恐过峻，减去芒硝故也。乃告其来人曰："归语张某，不服芒硝，勿望余治也。"来人归以实告，张勉强加芒硝服之，越半时腹中如坠，暴下③如血块数次，病者气乏而卧，痢亦止矣。越日遣人又问，告曰："病已去，不必再下，但病实伤阴，以芍药汤和之，数剂则无误矣。"归遂服芍药汤，半月而安。中秋备物作谢，言之始知其详。

【注解】　①况：况且。　②微利：轻补。　③暴下：剧烈排泄。

【白话文】　同乡张七名字叫张守秩，他的夫人得了痢疾，多次治疗无效。托他的亲戚梁某邀请我去看，见她五十多岁的人，身形枯瘦。切脉，脉象极其浮数。问："发热吗？"说："发热很厉害。"问："口渴吗？"说："口渴得厉害。"我说："如果是这样的话，那么肚子必然胀痛。"说："是这样的。"于是告诉张说："虽然外表看起来像是虚证，但是实际上却是实证，一定要用下法。"张不同意我的说法，说："她身体平时就很虚弱，况且因为痢疾越发虚弱，再用下法的话恐怕不合适，万一病情发作不能挽回了，用轻一点的补法行吗？"我告诉他用补法没有意义，如果再晚几天，恐怕内邪攻胃，就成噤口痢了。张不得已，嘱咐我开方。我给她开了大承气汤。回家过了几天，又请求去看，我说："这种病应该会非常有效，为什么推迟到现在。"问来人才知道是因为害怕前面的方子过于峻猛，所以减去了芒硝。于是就告诉来人说："回去告诉张守秩，不服用芒硝，就别指望我治了。"来人回去把实情告诉他，张守秩勉强加入芒硝服用，过了半个小时患者肚子像坠下去一样，突然拉下好几块像血块一样的东西，患者感到气乏就卧在床上，痢疾也停止了。第二天又派人来问，告诉他说："疾病已去除，不用再继续喝了，但这个病确实伤了阴气，用芍药汤缓和，几剂就会好了。"回去就让患者服用芍药汤,半个月后恢复了。张氏中秋节准备了礼物来谢我,交谈后才知道详情。

胃热血结

【出处】 〔清〕王堉《醉花窗医案》。

【原文】 里中钮某之妻,体素①壮,忽患月事不至。始以为胎。久而腹痛,又以为虚,补之益甚。留连数月,腹大如鼓,饮食不思。迎余治之。诊其脉,两关坚劲。问:"发渴乎?"曰:"前半日多渴,后半日方可。"余曰:"此胃热血结也。寻常必患胃热,发则胸膈如烧,甚则发咳,痰必稠。"病者曰:"良②是。"先以三黄四物汤破之,二服后下紫块十余,腹少减。又以两地地黄汤加山栀、连翘、通草,叠进之。逾月而潮至,然前后尚不齐也。命常服归芍地黄汤,数月后,如期血至,久而受孕矣。

【注解】 ① 素:向来。② 良:确实。

【白话文】 同村人钮某的妻子,身体一向强壮,忽然月经不来了。开始以为是怀孕了。时间久了开始感觉肚子痛,又以为是虚证,用了很多补药。拖延数月,腹部胀大如鼓,不思饮食。找人请我来治疗。为她把脉,发现两关部脉象坚劲。就问她:"经常口渴吗?"她说:"前半日多口渴,后半日感觉还好。"我说:"这就是胃热血结了。平时一定有胃热,发作时胸腹部有烧灼感,甚至咳嗽,痰稠。"患者说:"的确是这样。"我就先用三黄四物汤来治疗,服药两次后排下十余块紫色血块,腹胀稍减。又用两地地黄汤加栀子、连翘、通草共同服用,一个月后月经来了,但是还不规律。于是就让她经常服用归芍地黄汤,几个月后,月经如期来到,时间长了就怀孕了。

痿废治效

【出处】〔清〕李用粹《旧德堂医案》。

【原文】 晋中商人高鸣轩，年六旬外，久历鞍马，餐风冒雾，六淫之邪袭其经络，染成痿废①已三年矣。遍访名医咸②以解表为治，两足愈觉无力，顽麻不仁，辛丑夏初，适回海邑告余，服药累百不获少瘳，自信此身永废矣。予曰：风寒湿气乘虚而入，不思养正以补其本，一误也；屡解表而风邪已去，犹然发散，愈损真元，二误也。且气虚则麻，血虚则木，人有恒言③，是症必为中风先兆。乃以神效黄芪汤加肉桂服之，才四帖麻顿去，便能却杖而行，后以还少丹调理月余，倍常矍铄④。

【注解】 ① 痿废：下肢肌肉痿软失去功能的病证。② 咸：都。③ 恒言：常言，俗语。④ 矍铄：形容老年人很有精神的样子。

【白话文】 晋中商人高鸣轩，年龄已经六十开外，多年在外奔波，风餐露宿，六淫邪气侵袭其经络，最终导致他患上痿病三年多。访遍了许多名医都用解表的方法进行治疗，两脚更加觉得无力，顽固的麻木不仁，辛丑年夏初，恰逢回到海邑来我这诉苦，他已经大量服药却难以获得疗效，自己觉得这辈子得永远残废了。我说：风寒湿气乘虚而入，不思考用养正来补其本，这是第一个错误；多次解表，风邪早已去除，但仍用发散导致真元更加虚损，这是第二个错误。因为气虚则麻，血虚则木，古人有至理名言，这些都是中风的先兆。我用神效黄芪汤加肉桂让他服用，才四帖麻木不仁就消失，就能抛弃拐杖独立行走了，后用还少丹调理几个月，更加强健。

误用青金

<hr>

【出处】 〔宋〕钱乙《小儿药证直诀》。

【原文】 郑人齐郎中者，家好收药散施①。其子忽脏热，齐自取青金膏，三服并一服，饵②之。服毕，至三更泻五行，其子困睡。齐言："子睡多惊。"又与青金膏一服，又泻三行，加口干身热，齐言："尚有微热未尽。"又与青金膏。其妻曰："用药十余行未安，莫生他病否？"召钱氏至，曰："已成虚羸③。先多煎白术散，时时服之，后服香瓜丸。"十三日愈。

【注解】 ① 散施：布散施舍，帮助他人。② 饵：喂。③ 虚羸：虚弱。

【白话文】 郑人齐郎中，家里喜欢收藏药物布散施舍。他儿子突然出现脏热证，齐郎中自己拿青金膏，三剂并一剂，给儿子服用。吃完药，到了半夜三更，拉了五次，孩子很困倦。齐郎中说："孩子睡觉多次惊醒。"又给他服用青金膏一剂，又拉了三次，并且出现口干身热，齐郎中说："还有微热没有除尽。"又给他服用青金膏。他的妻子说："用了十几次药都没好转，莫非有其他疾病？"找钱乙来诊治，钱乙说："已经很虚弱了。先多煎煮白术散，经常吃，而后吃香瓜丸。"十三天后痊愈。

误用辛温

<hr>

【出处】 〔清〕徐镛《玉台新案》。

【原文】 老人元虚，病宜扶元，人人知之。竟有阳气充实，常服大寒之药，常得带病延年者。南汇本城谢凰鸣年七十有四，因上年秋间涉讼①到郡，舟中冒暑②，即发温疟。微寒恶热，胸膈痞闷，余适寓郡城，用清心凉膈散而寒热止，继用半夏泻心汤而痞闷除，旋即结讼回南，不再服药。延至初冬，喘嗽大作，医用疏散，愈治愈剧。至新正初十外，日夜不能交睫③，痰涎盈盆盈碗，嘱其子恩荣等速办后事，无余望矣。适有徽友汪郁廷在座，谓此证仍请予诊治，必有出奇制胜之处。郡城仅一浦之隔，何不专舟邀归以一诊。凰鸣平日持家甚俭，因欲死里求生，不得不从汪议，余亦以世好难辞，即束装东归。时已正月十六夜，诊毕，即知其误用辛温，许以尚可挽救，方用大剂白虎，参入大剂犀角、地黄，坚服四十余日而全愈。若不细察其脉，而但拘年齿以施治，必至抱怨九泉。至嘉庆二十五年，重游泮水，至道光五年，已八十有四。一日不饮蔗汁梨浆等味，即大便艰涩，辛温误人有如此。

【注解】 ①涉讼：打官司。②冒暑：中暑。③不能交睫：不能闭眼，形容无法入睡。

【白话文】 老年人元气亏虚，生病宜扶助元气，这是众所周知的。竟然还有阳气充实，经常服用大寒之药，不时得病延长寿命之人。南汇本城，谢凰鸣七十四岁，因去年秋天到郡城打官司，乘船时中暑，温疟发作。微微怕冷，发热，胸膈痞闷。恰好我住在郡城，先用清心凉膈散止其发热怕冷，继而用半夏泻心汤治好他的痞闷症状。紧接着他就回到南汇，不再服药。直到初冬，咳喘病大发作，别的医生用疏散的方药，越治越严重。到年初十，日夜不能入睡，口吐痰涎，多得都盛满了一碗，嘱咐他儿子快点准备后事，没有治好的希望了。正好我有位徽州朋友汪郁廷也在那里，说这个病可以请我来诊治，必然有出奇制胜的方法。郡城仅与南汇一江之隔，为何不专门乘船去请。凰鸣虽然平时勤俭持家，但因想要死里求生不得不听从汪郁廷的建议。我则因为世代与之交好，难以推辞，便整理行囊动身过去。等我抵达时已是正月十六晚，我帮他查看一番后，就知道他是被误用了辛温之药，并许诺这个病尚可挽救。于是我开了一张方子，用大量白虎汤加入大量犀角、地黄清热凉血之药，坚持服用四十多天才痊愈。如果不仔细查看他的脉象，只是考虑他年老元气亏虚，必然会误人性命。到了嘉庆二十五年，他再次来到泮水出游。而到道光五年，他已八十四岁，一天不喝甘蔗汁、梨汁等果汁，则大便干涩，由此可见乱开辛温之药会耽误病情到这种地步。

下焦约证

【出处】 〔金〕张从正《儒门事亲》。

【原文】 屈村张氏小儿，年十四岁，病约一年半矣。得之麦秋，发则小肠大痛，至握其峻，跳跃旋转，号呼不已。小溲数日不能下，下则成沙石。大便秘涩，肛门脱出一二寸。诸医莫能治。闻戴人在朱葛寺避暑，乃负其子而哀请戴人。戴人曰：今日治，今日效，时日在辰巳间矣。以调胃承气仅一两，加牵牛头末三钱，汲河水煎之，令作三五度咽之。又服苦末丸，如芥子许六十粒。日加晡①，上涌下泄，一时齐出，有脓有血。涌泻既觉定。令饮新汲水一大盏，小溲已利一二次矣。是夜，凡②饮新水二三十遍，病去九分，只哭一次。明日困卧如醉，自晨至暮，猛然起走索食，与母歌笑自得，顿释所苦。继与太白散、八正散等调一日，大瘥。恐暑天失所养，留五日而归。戴人曰：此下焦约③也，不吐不下，则下焦何以开？不令饮水，则小溲何以利？大抵源清则流清者是也。

【注解】 ① 日加晡：日晡，申时，下午三点到五点。② 凡：总共。③ 约：约束、限制。

【白话文】 屈村张家的小孩子，十四岁，病了约有一年半。秋天得病，发作时小肠剧痛，甚至抓着阴茎，跳跃旋转，呼号不停。小便几天不能下，下则成沙石。大便秘涩，肛门脱出一二寸。很多医生都不能治。听说戴人在朱葛寺避暑，张家人就背着儿子来请求戴人救治。戴人说：今天治，今天见效，时间在辰巳之间。只用调胃承气一两，加牵牛头末三钱，打河水煎煮，分作三五次咽下。又服苦末丸，像芥子大小六十粒。傍晚，上吐下泄，一齐发作，有脓有血。吐泻完，就安定了。让他喝新打的水一大盏，小便已利一二次了。当晚，饮水二三十次，病去九分，只哭闹了一次。第二天困卧如醉，从早到晚，突然起床要食物，和母亲谈笑自若，病痛立刻消散了。再服太白散、八正散等方调理一天，大为好转。担心热天不易调养，留了五天才回去。戴人说：这是下焦约证。不吐不下，下焦怎么能开？不让饮水，小便怎么通利？大抵是源头清了则流水也清了吧。

消食通经

【出处】 〔清〕王堉《醉花窗医案》。

【原文】 友人王福友之妻，少以贫寒致痞疾①，适王数年，面黄肌瘦，月事不至，至或淡少，久而腹痛增胀。延医视之，见其形症，皆以为虚，补之不应，而王固粗质②，亦任之。半年腹大如鼓，见食辄吐，渐至不起，乃邀余治，诊其六脉坚大而迟，知为寒凝食积。问曰："胃中按之有坚块否？"病者曰："然。"告曰："此自幼生冷风寒伤胃气，故甚则增痛，且四肢发厥，盖虚人实症也。不温胃以散其结，则气凝而血必闭，无怪补之增剧。"乃以五积散投之，两服而腹稍舒。又以香砂平胃散合乌药散并用之。有邻人素看医书，见方诧曰："病属经闭，治当行血，乃用销食之剂，无乃③非法。"余曰："君自不信，看药后效验何如。"王命其妻服之，越两日而下秽物，腹膈顿舒。又命常服香砂养胃丸，廿日余而月事至矣。

【注解】　①痞疾：痞满之症。②粗质：粗疏，大大咧咧。③无乃：岂不是。

【白话文】　朋友王福友的妻子，年轻时因贫寒导致痞满病，嫁给王福友好多年了，面黄肌瘦，月经不来，来的时候颜色淡、量少，时间长了腹痛、腹胀。请医生看，见到她的形态和症状，都认为是虚证，用补法没有效果，而且王福友本来就很粗心，也任由她去。半年时间腹大如鼓，看见食物就吐，渐渐不能起来，于是请我治疗，诊她的脉象，六部脉象紧大而且缓慢，知道是寒凝导致的食积。问她："胃中按下去有硬块吗？"患者说："是的。"告诉她说："这是由于小时候生冷风寒伤了胃气，导致疼痛增加，而四肢发冷，是体质虚的人患实证。不温养脾胃散其结块，就会气凝血闭，所以用补药会加重病情就没什么好奇怪的了。"就给她用五积散，服用两剂之后腹部就稍稍舒服。又开了香砂平胃散合乌药散并用。有邻居一向看医书，看到药方惊讶地说："这个病属于闭经，治疗应该行血，你用消食的药，这不是不对症吗？"我说："你要是不信，看用药后效果怎么样。"王福友让他的妻子服用，过了两天拉下脏东西，腹膈顿时舒服。又让她经常服香砂养胃丸，二十多天后月经就来了。

小儿慢惊

【出处】　〔宋〕钱乙《小儿药证直诀》。

【原文】 东都王氏子，吐泻，诸医药下之，至虚，变慢惊①。其候，睡露睛，手足瘛疭②而身冷。钱曰："此慢惊也。"与栝蒌汤，其子胃气实，即开目而身温。王疑其子不大小便，令诸医以药利之。医留八正散等，数服不利而身复冷。令钱氏利小便。钱曰："不当利小便，利之必身冷。"王曰："已身冷矣。"因抱出。钱曰："不能食而胃中虚，若利大小便即死。久即脾胃俱虚，当身冷而闭目，幸③胎气实而难衰也。"钱用益黄散、使君子丸，四服，令微饮食。至日午果能饮食。所以然者，谓利大小便，脾胃虚寒，当补脾，不可别攻也。后又不语，诸医作失音治之。钱曰："既失音，开目而能饮食。又牙不紧，而口不紧也，诸医不能晓。"钱以地黄丸补肾。所以然者，用清药利小便，致脾肾俱虚，今脾已实，肾虚，故补肾必安。治之半月而能言，一月而痊也。

【注解】 ① 慢惊：是小儿时期常见的一种急重病证，以临床出现抽搐、昏迷为主要症状。② 瘛疭：痉挛，抽搐。③ 幸：幸亏。

【白话文】 东都王氏的儿子，上吐下泻，吃了很多泻下药，极其虚弱，变成了慢惊风。他的证候，睡觉露出白睛，手脚痉挛后身体发冷。钱乙说："这是慢惊风。"给他服用栝蒌汤，孩子胃气实，随即眼睛睁开身体变温。王氏怀疑儿子没有大小便，让众医用药物利下。医生用了八正散等，吃了几剂孩子身体又发冷。王氏想让钱乙也采用利小便的方法。钱乙说："不应该利小便，利下必然会导致身体发冷。"王氏说："已经身体发冷了。"于是抱出孩子。钱乙说："孩子不能吃东西而胃气虚，如果通利大小便就死了。病程久了脾胃都虚弱了，所以身冷、闭目，幸亏胎气实而胃气难以衰竭。"钱乙用益黄散、使君子丸，服用四剂后，给孩子稍微吃点东西。直到第二天中午孩子可以吃东西了。所以像这样的病证，说是要利大小便，但脾胃虚寒应该补脾气，不可以用其他攻下法。后面孩子又有不能说话的病证，大部分医生以失音来治疗。钱乙说："既然不能发出声音，眼睛睁开又可以吃东西。而且没有咬紧牙关、口唇撮紧的表现,大部分医生都不知道。"钱乙用地黄丸补肾。像这样的情况,用清利的药物利小便,导致脾肾虚弱,如今脾气已实,肾气虚,所以补肾一定可以治愈。治疗半个月孩子就可以说话了,一个月就痊愈了。

小儿伤食

【出处】 〔宋〕钱乙《小儿药证直诀》。

【原文】 冯承务子,五岁,吐泻,壮热,不思食。钱曰:"目中黑睛少而白睛多,面色㿠白,神怯①也。黑睛少,肾虚也。黑睛属水,本怯而虚,故多病也。纵长成,必肌肤不壮,不耐寒暑,易虚易实,脾胃亦怯。更不可纵酒欲,若不保养,不过壮年,面上常无精神光泽者,如妇人之失血也。今吐

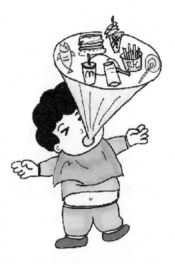

利不食,壮热者,伤食也,不可下。下之虚,入肺则嗽,入心则惊,入脾则泻,入肾则益虚。此但以消积丸磨之,为微有食也。如伤食甚则可下,不下则成癖②也。实食在内,乃可下之,下毕,补脾必愈。随③其虚实,无不效者。"

【注解】 ① 怯:怯弱畏缩貌。② 癖:癖气,多由饮食不节、寒凝痰聚等所致。③ 随:顺着,依照。

【白话文】 冯承务的儿子,五岁,呕吐泄泻,高热,不想吃东西。钱乙说:"眼睛黑睛少而白睛多,面色㿠白,神情怯弱。黑睛少,是肾虚。黑睛属水,本性怯弱而身体虚弱,所以多病。纵使长大,身体不

会强壮，不耐寒暑，生病容易虚实夹杂，脾胃也虚弱。更加不能放纵酒欲，如果不保养，不到壮年，面上经常没有精神没有光泽，就像妇人失血一样。如今上吐下泻，不吃东西，高热，是受饮食所伤，不能用下法。下利就会导致正虚，入肺咳嗽，入心惊悸，入脾泄泻，入肾更加虚弱。这样的病证只要用消积丸磨成末，给他稍微喂点东西。如果伤食得厉害，可以用下法，不用下法就会形成脾癖。内是伤食实证，才可以用下法，下利完，补脾气一定痊愈。根据虚实辨证施治，没有不奏效的。"

泻肺治瘛

【出处】 〔宋〕钱乙《小儿药证直诀》。

【原文】 李寺丞子，三岁，病瘛，自卯①至巳②。数医不治，后召钱氏视之。瘛目右视，大叫哭。李曰："何以瘛右?"钱曰："逆也。"李曰："何以逆?"曰："男为阳而本发左，女为阴而本发右。若男目左视，发瘛时无声，右视有声；女发时，右视无声，左视有声。所以然者，左肝右肺，肝木肺金，男目右视，肺胜肝也；金来刑木，二脏相战，故有声也。治之，泻其强而补其弱。心实者，亦当泻之，肺虚不可泻。肺虚之候，闷乱哽气③，长出气，此病男反女，故男易治于女也。假令女发瘛目左视，肺之胜肝，又病在秋，即肺兼旺位，肝不能任，故哭叫。当大泻其肺，然后治心续肝。所以俱言目反直视，乃肝主目也。凡瘛者，风热相搏于内，风属肝，故引见之于目也。"钱用泻肺汤泻之，二日不闷乱，当知肺病退。后下地黄丸补肾，三服后，用泻青丸、凉惊丸各二服。凡用泻心肝药，五日方愈，不妄治也。又言："肺虚不可泻者何也?"曰："设令男目右视，木反克金，肝旺胜肺，而但泻肝，若更病在春夏，金气极虚，故当补其肺，慎勿泻也。"

【注解】 ①卯：早晨五点至七点。②巳：上午九点至十一点。③哽气：声气阻塞。

【白话文】 李寺丞的儿子，三岁，抽搐，从卯时到巳时不间断。请了好几个医生都治不好，后来就叫钱乙来看。小儿抽搐时眼睛往右看，很大声地哭。李寺丞说："为什么抽搐时眼睛往右看？"钱乙说："因为气逆。"李说："怎么会气逆？"钱乙说："男属阳，疾病本应发在左边，女属阴，疾病本该发在右边。如果男的眼睛向左看了，抽搐时没有声音，向右看就发出声音了；女的发作时，向右看没有声音，向左看就发出声音了。之所以这样，是因为肝在左边肺在右边，肝为木肺为金，男的眼睛往右看，肺气强于肝气；金刑木，肺气与肝气相搏结，所以有声音。治疗这样的疾病，气盛者用泻法，气弱者用补法。心气实者，也应当用泻法，肺气虚者不可以用泻法。肺气虚的症状，胸闷慌乱，声气阻塞难受，呼气长，这是男子病，症状反像女的，所以男的较女的容易治疗。假设女的发作抽搐眼睛向左看，肺气胜于肝气，又在秋天得病，即肺气正处于旺盛之际，肝气不能制约，所以哭叫。应当泻肺气，然后治心再治肝。所以都说眼睛反目直视，是肝主目。凡是抽搐的患者，风邪、热邪在体内搏结，风邪由肝气产生，所以出现眼睛的症状。"钱乙用泻肺汤泻肺气，服用了两天小儿就不觉得胸闷慌乱了，由此知道肺病好了。后来用地黄丸补肾，服用三剂后，用泻青丸、凉惊丸各两剂。凡是用泻心肝的药物，五天就可以痊愈了，不要过度治疗。李问："肺气虚的不可以用泻法的怎么办？"钱乙答："假设男的眼睛往右看，木反过来克金，肝气盛于肺气，就只泻肝气，如果病在春夏两季，金气很虚弱的，就应当补肺气了，千万不要用泻法。"

行气消食

【出处】 〔清〕魏之琇《续名医类案》。

【原文】 张景岳治一上舍①，年及三旬，因午刻食水煮面角，及至初更②，小腹下至右角间见痛，遂停积不行，而坚突如拳，大如鹅卵，其痛之剧，莫可名状。察其明系面积，显而无疑。然计③其已入大肠，此正通则不痛之症也。乃与木香槟榔丸，其痛如故。因疑药力之缓，犹未及病，及更投神授丸以泻之，又不效。因谓此药性皆寒，故滞而不行也。再投备急丸，虽连得大泻，而坚痛毫不为减。斯时也，张计穷矣。因潜思其由，不过因面，岂无所以制之，今既逐之不及，使非借气以行之不可也。且计面滞非大蒜不杀，气滞非木香不行。又其滞深直远，非精锐之向导不能达。乃用火酒磨木香，令其嚼生蒜一大瓣，而以木香酒送之。一服后，觉痛稍减。三四服后，痛渐止，而食渐进，而小腹之块仍在，后至半年许，始得消尽。由是知欲消食滞，即大黄、巴豆犹有所不能及，而惟宜行气为先也。且知饮食下行之道，乃必由小腹下右间，而后出于广肠，此自古无言及者。

【注解】 ① 上舍：读书人。② 初更：旧时每夜分为五个更次，晚七时至九时为初更。③ 计：估计。

【白话文】 张景岳治疗一位读书人，三十多岁，因中午食用水煮的面团，到了傍晚，右下腹阵痛，腹中有东西停滞，突出像拳头一样坚硬，有鹅卵石一样大，疼痛剧烈，说不出来的难受。观察疼痛部位和大小很明显，估计是已经在大肠里了，不通则痛。就给予木香槟榔丸，仍然疼痛不减，考虑药力轻不能到达病所。再用神授丸通泻，还是无效,考虑药性寒凉停滞不行。再予备急丸,虽然患者大泻,但腹痛不减。到这个时候,张景岳已经没有办法了。静下心来考虑原因,不过是面团而已,怎么会治疗不了呢?现在攻下法无效,只有行气的办法了。考虑面食积滞非大蒜不能消除,气机郁滞非木香不能通行,又想到积滞的位置深远,非精锐药物引导不能到达。于是用高度酒磨木香,让患者生吃大蒜一大瓣,用磨好的木香酒送服,一次就感觉疼痛减轻,三四次后疼痛消失了,饮食慢慢恢复了正常,但是腹中包块仍在,一直过了半年才完全消失。于是知道要消除饮食积滞,即便是大黄、巴豆也有无效的时候,唯有先行气。还知道饮食往下的通道是先由小腹的右下角出来再从肛门排出,这是以前的医书没有提及的。

形病不应

【出处】〔宋〕钱乙《小儿药证直诀》。

【原文】 辛氏女,子五岁,病虫痛。诸医以巴豆、干漆、硇砂①之属,治之不效。至五日外,多哭而俯仰睡卧不安,自按心腹,时大叫。面无正色,或青,或黄,或白,或黑,目无光而慢,唇白吐沫。至六日,胸高②而卧转不安。召钱至,钱详视之。用芜荑散三服,见目不除青色,大惊曰:“此病大困③,若更加泻,则为逆矣。”至次日,辛见钱曰:“夜来三更果泻。”钱与泻盆中看,如药汁,以杖搅之,见有丸药。钱曰:“此子肌厚当气实,今证反虚,不可治也。”辛曰:“何以然?”钱曰:“脾虚胃冷则虫动,而今反目青,此肝乘脾,又更加泻,知其气极虚也。而丸药随粪下,即脾胃已脱,兼形病不相应,故知死病。”后五日昏笃,七日而死。

【注解】 ① 硇砂：主要用于消积软坚，破瘀散结。② 胸高：胸部胀满，呼吸不畅。③ 大困：病重。

【白话文】 一个辛姓女子，儿子五岁，患了寄生虫病。许多医生用巴豆、干漆、硇砂之类泻下，没有效果。过了五天，孩子老是哭，辗转反侧，睡卧不安，自己按着肚子，经常大叫。面容没有正常颜色，一会儿青，一会儿黄，一会儿白，一会儿黑，眼睛无光而散漫，唇白，嘴里吐涎沫。到了第六天，胸部胀满而且睡觉不安稳。找钱乙来看病，钱乙仔细地观察他，用芜荑散三剂，孩子眼睛还是发青，很惊讶说："这病已经很重了，如果加上泄泻，就是没有救了。"第二天，辛氏看见钱乙，说："晚上三更的时候果然泄泻了。"钱乙到马桶里看，粪如药汁，用棍子捣捣，看见有药丸。钱乙说："这个孩子肌肉厚实是正气实，如今证候反而表现虚证，没有办法治了。"辛氏问："为什么？"钱乙说："脾虚胃冷，虫子就动，如今眼睛发青，这是肝气乘脾，又泄泻，可以判断他的正气极其虚弱。并且吃下去的药丸随粪便一起泻下，说明脾胃之气已脱，形体和病情不相应，所以知道是会死的。"五天后孩子昏迷，七天就死了。

虚不受补

【出处】 〔清〕王世雄《回春录》。

【原文】 江小香，病势危笃，浼①人迎孟英诊之，脉虚弦而小数，头痛偏于左，后子夜热躁，肢冷欲呕，口干不欲饮，不饥不欲食，舌謇言涩，溺黄而频②。曰：体属素虚，此由患感时邪，过投温散，阴津阳气皆伤，后来进补而势反日剧者，滋腻妨其中运，刚烈动其内风，以致医者佥云：表之不应，补亦无功，竟成无药可治之证。虽然，不过难治耳，未可遽弃③也。与秋石水拌制高丽参、苁蓉、首乌、生白芍、牡蛎、楝实盐水炒、橘红、桑椹、石斛、蒺藜、茯苓，煎（汤），吞饭丸肉桂心五分，一剂躁平呕止，各恙皆减，连投数服，粥食渐安；乃去首乌、楝实，加砂仁末拌炒熟地、菊花、枸杞，半月而瘳。

【注解】 ① 浼：恳托。② 溺黄而频：小便色黄而频。③ 遽弃：放弃，抛弃。

【白话文】 江小香，病情危重，托人请王孟英诊治。患者脉虚弦而小数，头痛偏左，子夜时分身热烦躁，肢体厥冷，欲呕吐，口渴不欲饮水，无饥饿感，语言不利，小便色黄而频数。王孟英说："身体本来就虚弱，这是由于感受时邪，过度服用辛温发散药，损伤阴津阳气所致，后来服进补之药，病势反而加重，是因为滋腻之品妨碍中焦运化，刚烈之剂使风内动，导致解表无效，补益亦无功，最终形成无药可治之证。即便如此，不过是较难治疗罢了，还没有到放弃的程度。"给予秋石水拌制高丽参、肉苁蓉、何首乌、生白芍、牡蛎、盐水炒楝实、橘红、桑椹、石斛、蒺藜、茯苓，煎汤，吞服饭丸大小的肉桂心五分，一剂即平躁止呕，各种症状均减轻，连服几剂，饮食渐渐恢复；遂去何首乌、楝实，加砂仁末拌炒熟地黄、菊花、枸杞子，半月即痊愈。

虚火上炎

【出处】 〔清〕李用粹《旧德堂医案》。

【原文】 相国①文湛持在左春坊时，患左足下有一线之火直冲会厌，燔灼②咽嗌，必得抬肩数次，火气稍退，顷之复来，或用补中益气加肉桂服之更甚，求治于家君。脉两尺虚软，知非实火奔迫，乃虚炎泛上。然虚症之中又有脾肾之分，脾虚者气常下陷，法当升举，肾虚者气常上僭③，又当补敛。今真阴衰耗，孤阳无依，须滋坎之阴，以抑离之亢，乃为正治。方以熟地四钱，丹皮、山萸各二钱，麦冬钱半，五味三分，黄柏七分，牛膝一钱，煎成加童便一杯，服四帖而虚火乃退，左足遂凉。

【注解】 ① 相国：古代官名。② 燔灼：烧灼。③ 僭：超越本分。

【白话文】 相国文湛持在左春坊的时候，左足下有一股火气直冲会厌，烧灼咽喉，之后一定要抬肩数次，火气才能稍有退却，顷刻复来，使用补中益气加肉桂之后症状更加强烈，便请求家父前去诊治。其两手尺脉虚软，发现此非实火上逆，乃虚火上炎。然而虚证之中又有脾肾之分，脾虚者气常下陷，应当升举，肾虚者气常上逆，应当收敛。如今他真阴衰耗，孤阳无依便上炎，应该滋肾阴以抑心火，此乃正确的治疗方法。拟方熟地黄四钱，牡丹皮、山茱萸各两钱，麦冬半钱，五味子三分，黄柏七分，牛膝一钱，煎成后加入童便一杯，服用四帖之后虚火便退去，左足转凉。

虚实之辩

【出处】 〔宋〕钱乙《小儿药证直诀》。

【原文】 朱监簿①子，三岁，忽发热。医曰：此心热，腮赤而唇红，烦躁引饮②。遂用牛黄丸三服，以一物泻心汤下之。来日不愈，反加无力、不能食，又便利黄沫。钱曰："心经虚而有留热在内，必被凉药下之，致此虚劳之病也。"钱先用白术散，生胃中津，后以生犀散治之。朱曰："大便黄沫如何?"曰："胃气正,即泻自止,此虚热也。"朱曰："医用泻心汤何如?"钱曰："泻心汤者,黄连性寒,多服则利,能寒脾胃也。"坐久,众医至,曰："实热。"钱曰："虚热。若实热,何以泻心汤下之不安,而又加面黄颊赤,五心烦躁,不食而引饮?"医曰："既虚热,何大便黄沫?"钱笑曰："便黄沫者,服泻心汤多故也。"钱后与胡黄连丸治愈。

【注解】 ① 监簿:古代官名。② 引饮:举杯而饮,口渴而大量饮水。

【白话文】 朱监簿的儿子,三岁,忽然发热。医生说:这是心热,腮赤,唇红,烦躁,喜欢喝水。于是用牛黄丸三剂,用泻心汤利下。数日不痊愈,反而无力、不想吃东西,大便泻下黄色泡沫。钱乙说:"心经虚而虚热留在体内,必然是用凉药泻热而导致这样的虚劳病证。"钱乙先用白术散,生胃中津液,后用生犀散治疗。朱问:"大便有黄色泡沫怎么回事?"钱乙说:"胃气实,泻下自会停止,这是虚热。"朱问:"医生用泻心汤怎么样?"钱乙说:"泻心汤中,黄连性寒,多吃就会下利,使脾胃受寒。"坐了很久,医生都到了,说:"这是实热。"钱乙说:"这是虚热。如果是实热,为什么泻心汤下利反而感到不舒服,又加上面黄,脸颊赤红,五心烦躁,不吃东西想要喝水?"医生说:"既然是虚热,为什么大便有黄色泡沫?"钱乙笑着说:"大便有黄色泡沫,是服用泻心汤太多的缘故。"钱乙后来用胡黄连丸治疗就痊愈了。

虚证腹痛

【出处】 〔清〕李用粹《旧德堂医案》。

【原文】 胡文宰子舍,向患怯弱。乙巳季夏方饮食后,忽腹中绞痛,自谓着暑,调天水散一服不愈,又疑停食①,进山楂麦芽汤,其痛更增,发厥昏晕,无有停歇,中脘硬痛,手不可近,两眼露白,舌缩谵语,状若神灵②。延医调治,或曰大便实而用枳朴,或

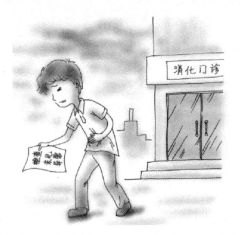

云积暑而用芩连,诸药杂投病势益增,当事者咸疑惧无措,余独谓虚症,力主大补之剂。盖平昔脉弦洪兼数,且右手更旺,今也转数成迟,左手更觉无本根,此至虚有盛候③,凭脉合症之良法。急煎理中汤加陈皮、半夏与服。庶④胃气充肺,元阳流动,总有蓄积盘踞方隅,定然向风自化。果一剂而稍安,数剂而全愈。

【注解】 ①停食:积食症。② 神灵:指魂魄、灵魂。③ 至虚有盛候:正气虚弱反见实证表现的假象。④ 庶:希冀。

【白话文】 胡文宰的儿子,一直非常怯弱。乙巳年夏天刚饮食后,忽然就发作腹中绞痛,自认为是中暑,自调天水散服用不见效,又怀疑是因为积食引起,就服用山楂麦芽汤,腹痛更严重,发作厥逆昏晕,没有停止过,中脘硬痛,手不可接近,两眼露白,舌头挛缩,胡言乱语,状若鬼神。请医生诊治,有的说因为大便实而用枳实、厚朴,有的说因为积暑而用黄芩、黄连,用了很多药病情反而更严重,而他虽然都很疑惑但也无计可施。唯独我觉得是虚证,主张用大补之剂。因为他平时脉弦洪兼数,且右手更旺,如今数脉也转成了迟脉,左手更觉脉浮无根,这是由虚弱到极致引起了实证表现的假象,依靠脉证相合的方法来诊断。马上煎服理中汤加陈皮、半夏。使胃气充肺,元阳流动,体内积聚之气盘踞在某处,必定向风自化。后来果然一剂而稍缓解,数剂而痊愈。

蓄水喘嗽

【出处】〔清〕王堉《醉花窗医案》。

【原文】 月潭之女，年甫①周岁，忽喘嗽交作，浑身发热。月潭以为寻常感冒，忽②之，越日益甚。适余视其弟病，

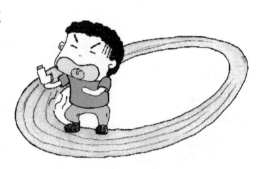

亦请一视，见其面发赤，身发热，喉中声如锯，臆断③曰痰也。必乳母令睡时吃乳，兼膈间有火，故食为火壅而生痰，但得白玉饼两三枚则可矣。月潭令服之。热稍退而腹作胀，喘嗽仍旧。又请余视，以为已愈，细视之，两目昏闭，精神若无，喉间亦如故。月潭曰："看此形恐不救。"余曰："何至此？"乃视指纹，则红丝出风关，兼按其膈，则胸中作声瀺瀺然④。顿悟曰，前以为痰，乃水也，必小便不利，眼胞虚肿，兼咳而作呕。乳母曰："是。"遂开五苓甘露饮，令当茶饮之。次日，月潭邀同进城，问之，则小便十余次，腹减而精神作矣。因劝以再进一煎，两日如初。

【注解】 ①甫：才。②忽：忽视。③臆断：主观猜测。④瀺瀺然：水流貌。

【白话文】 月潭的女儿，年仅一岁，忽然气喘咳嗽交替发作，浑身发热。月潭认为这是普通感冒，没有在意她，过了几天越来越严重。刚好我在给他的弟弟看病，顺便也请我给他女儿看一下，我看他女儿脸上发红，身体发热，喉咙中发声像割锯，猜测说这是有痰啊。一定是母亲喂乳时让她躺着吃乳了，同时胸膈内蕴火，所以吃的乳食

为火壅塞而生痰,只要吃白玉饼两三个就可以好了。月潭让她服下这些药。热逐渐退去,但是腹部却开始发胀,气喘咳嗽依旧。又请我去看,以为已经痊愈,仔细看她,两只眼睛昏闭,没有什么精神,喉鸣发声照旧。月潭说:"看这形势恐怕是救不好了。"我说:"为什么会到这种地步呢?"就看看她的手指纹,见到红丝已出风关,同时按其胸膈,胸中也发出漉漉的声音。顿时醒悟说,之前以为这是痰,其实是水啊,这种情况一定会出现小便不利,眼胞浮肿,而且咳嗽呕吐。她母亲说:"就是这样。"于是我就开了五苓甘露饮,让她当茶喝。第二天,月潭邀我一起进城,我问他女儿的病如何了,他说,小便了十多次,腹部胀满减少而精神也好了。于是我又让他再给女儿服用一剂,两天后,她女儿康复如初了。

血虚风动

【出处】 〔清〕李用粹《旧德堂医案》。

【原文】 龚姓妇,产后发痉,口歪不语,角弓反张,时或稍愈,顷之复作,诸医皆用风治。予曰:肝为藏血之乡,风水之司也。肝气为风,肝血为水,流则风息而筋脉自舒。古人云治风先治血,信有言矣。况产后气衰于表,血衰于里,气衰则腠理疏而外风易袭,血耗则肝木枯而内风煽动。故血不养筋则角弓反张,风淫①胃脉则唇口引动②,当用滋润之品内养肝血直补其虚,少佐驱风之剂使同气相求得以易入。用四物去芍药加羌活、防风、独活、钩藤、酒炒荆芥,两剂而愈。若用辛散则风能燥血,辛走阳气,适滋③其困矣。

【注解】 ①淫:侵袭。②引动:抽动。③滋:增加。

【白话文】 一个姓龚的妇女，生产后痉挛发作，嘴歪不能说话，角弓反张，有时能够稍微缓解，过一会儿又会复发，医生们都从风的角度去治疗。我说：肝是藏血之乡，主管风水。肝气为风，肝血为水，肝血流动则肝风平息，筋脉才能舒展。古人说治风先治血，应该相信这句话。更何况产后表气衰败，里血枯竭，气衰则肌肤毛孔不致密，那么外风就容易侵袭，血耗则肝血枯，内风就会煽动。所以血不养筋则角弓反张，风侵袭胃脉则唇口抽动，应当用滋润之品，在内补养肝血，少佐驱风之剂为了同气相求能够容易进入。用四物汤去芍药加羌活、防风、独活、钩藤、酒炒荆芥，两剂而痉愈。若用辛散之药，那么风能使血枯燥，辛散易走阳气，反而会增加病证的严重程度。

血虚肝郁

【出处】 〔清〕王堉《醉花窗医案》。

【原文】 同谱王丹文之母，夏月染疫症，留连①数月。屡易医，病渐去，而苦发热头痛，胸中烦扰。而性情反复，忽而不服药，亲邻力劝之而不肯也。一日头痛甚，丹文专车迎余，因视其病，以同谱故俟呼余，余亦伯母呼之。再三开导，乃许②服药。诊脉则沉数，而肝部涩，左寸微。告丹文曰："此血虚肝郁也。"专滋阴以润血，热当已，且"乙癸同源"③，血润则肝亦舒，头痛亦当止，乃开归芍地黄汤，加薄荷、山栀以清之。二日后，丹文来，问之，则身凉而头痛止矣。又不服药，余以其病无碍听之。

【注解】 ①留连：耽搁，拖延。②许：应允。③乙癸同源：中医术语，即肝肾同源。

【白话文】 同村人王丹文的母亲，夏天感染疫病，拖延了几个月。多次更换医生，病渐渐好了，但是却苦于发热头痛，胸中烦扰。而且性情反复无常，突然就不吃药了，亲戚邻居竭力劝她都不肯吃药。一天她头痛得厉害，丹文派专车来请我为他母亲治病，因为替她看病的缘故，她便以同族家谱中叔侄身份称呼我，我也叫她伯母。再三开导，便答应服药了。为其把脉发现脉象沉数，而肝部脉象涩，左寸脉象微弱。我就告诉丹文说："这是血虚肝郁症啊。"应该滋阴以润血，热也会退去，而且"乙癸同源"，血润则肝也条达了，头痛也应当停止了，于是就开了归芍地黄汤，加薄荷、栀子以清热。两天后，丹文过来，我问他现在的病情如何了，他说身体不发热了而且头痛也好了。不过现在又开始不服药了，我说病情好转无大碍就行了。

血蓄下焦

【出处】 〔清〕魏之琇《续名医类案》。

【原文】 凌东阳患伤寒，已经汗下，身体外不热，扪之则热极，不能食而饥不可忍，及强进稀粥，即胀不可任，必用力揉之一二时，始下大腹①，甫下，又饥不能支，大便五六日不行，而少腹不硬满。医以汗下体凉，而用开胃养血顺气剂，病日甚。诊之，两寸关浮数，两尺沉数有力，曰：此蓄血症也。因下之太早，浊垢虽去，邪热尚留，致血结成瘀。胃中饥甚者，火也。食即胀者，邪热不杀谷②也。揉下仍饥者，胃中空涸，邪热尚在也。法宜清上焦之热，去下焦之瘀，而后议补。或曰：许学士谓血在上则喜忘，血在下则发狂，今云瘀血，何以无此症也？曰：成无己固深于伤寒者也，谓不大便六七日之际，无喜忘如狂之症，又无少腹硬满之候,何以知其有蓄血?盖以脉浮数故也。浮则热客于气,数则热客于血,下后浮数俱去,则病已。如数去而浮仍在,则邪热独留于卫,善饥而不杀谷,潮热及渴也。浮去而数仍在,则邪独留于荣③,血热下行,血得泄必便脓血。若大便六七日不行,血不得泄,必蓄在下焦而为瘀,须以抵当汤下之,此前贤之成案也。乃用淡盐汤送抵当丸三钱,取咸走血之意,以去荣中之结热;随浓煎人参汤,调凉膈散五钱,以去卫中之结热。用人参汤者,病久数下,恐元气不能支也。如此两日,结血去,浮热解,饮食进。后以清气养荣汤,调理旬日④而愈。

【注解】 ① 大腹:腹部。② 杀谷:消化谷物。③ 荣:营血。④ 旬日:十日。

【白话文】 凌东阳患伤寒,已经用过发汗和攻下的方法治疗,身外看不出热象,但是用手摸身上会感到非常热,他自己感觉很饿但又吃不下东西,勉强吃点稀粥又腹胀难忍,一定要用力揉一两个小时,食物才会往下到腹中,一会儿又饥饿难忍,大便已经五六天不解了,但是小腹不胀。医生用发汗攻下后,身体转凉,就用开胃养血顺气的药物,病情日渐加重。我诊断后发现他两手寸脉浮数,两尺脉沉数有力,这是蓄血证的脉象。因为攻下太早,体内病邪虽然祛除,但热邪还有残留和血郁结成瘀。感到饥饿是胃火。食后即胀,是热邪不能消化谷物。按摩腹部又觉饥饿是胃中空虚,热邪留滞的原因。治疗方法应该是清上焦之热,祛下焦瘀血,再考虑补虚的问题。有人也许会说,许学士曾说过,血瘀于上则健忘,血瘀于下则发狂,这个患者也有瘀血的话,为什么没有这些症状呢?我说:成无己钻研伤寒已经很深了,他认为如果不大便六七日,没有健忘、神志癫狂的症状,又没有小腹坚硬胀满,如何判断是不是蓄血证,那就要通过脉浮数来断定了。脉浮说明邪热在气分,脉数说明邪热在血分,攻下之后则脉象浮数尽去,病就好了。如果脉数去仍浮,那么说明邪热留在卫分,患者感到饥饿但不能消化谷物，会发热及口渴。如脉浮去而数仍存，那么邪热留在营血，血热下行会泄泻便脓血。如果大便不通，血热不能通泻，必然会蓄积在下焦成为瘀血，必须用抵当汤治疗，这是以前名医的经典案例了。于是用淡盐汤送抵当丸三钱治疗，取咸入血分的意思，用来祛除营血中郁积的邪热，随后人参煎汤调凉膈散五钱，用来祛除卫气中之结热。这时用人参汤是因为病久又几次攻下，怕他元气不足。就这样治疗两天，患者瘀血祛除了，发热清除了，也能饮食了，最后用清气养荣汤调理十多天患者痊愈。

熏蒸排痈

【出处】　〔明〕陈实功《外科正宗》。

【原文】　一幼妇产后月余，腹中渐痛，肿胀如蛊，内医纷纷认为蛊病。又月余，沉重昏聩①，彼家已弃不治。请予视童稚疮恙，偶言此，予讨②诊之。彼时人虽昏聩不醒，诊之其脉细数有力，此内痈③脓病也，犹似不妨。彼家曰：无生之理。予曰：腹肿上见而按之，一决其生何如？随视肿皮，紧急光亮，脐下大热，此内痈不妨，乃万无一失之病，彼家欢悦。分付先备净桶，用滚汤半桶盖之听用。先以薏苡仁汤加酒炒大黄二钱，徐徐灌服，待腹中觉痛，搭起患者坐桶上，热气熏蒸，其脓下如涌泉，连汤与脓，约共满桶，其患即苏。更服八珍汤加牡丹皮、五味子，调理月余而安。

【注解】　①昏聩：神志不清。②讨：请求。③内痈：脏腑之生痈疽。

【白话文】　一位年轻的妇女产后几个月，腹中渐渐感到疼痛，肿胀得好像是虫毒结聚,内科医生纷纷都认为这是蛊病。又过了一个多月,她身体感到沉重,神志不清,家里人已经放弃治疗了。请我去帮她的孩子看病,偶然间说到这件事,我便主动要求去给这位妇人看病。此时患者虽然神志不清醒,但脉象细数有力,应该是内痈脓病,还有救治的可能。她的家里人说:没有生的希望了。我说:通过腹部的望诊和按诊,来决断她生死怎样?于是诊视她的腹部,肿胀,皮肤绷得光亮,肚脐下肤温很高。这就是内痈,可保万无一失,她的家人喜出望外。嘱咐他们准备干净的桶,桶的一半装满滚烫的热水备用。先用薏苡仁汤加酒大黄二钱,慢慢灌给患者服用,等到她觉得腹痛,搭起患者坐在桶上,用热气熏蒸,她腹中的脓像涌泉一样排出,连汤带脓,大概满满一大桶,她的病就慢慢好了。再服八珍汤加牡丹皮、五味子,调理了一个多月痊愈了。

延胡止痛

【出处】 〔宋〕方勺《泊宅编》。

【原文】 周离亨尝言作馆职①时,一同舍得疾,遍体疼,每作殆不可忍,都下医或云中风,或云中湿,或云脚气,用药悉不效。疑气血凝滞所致,为制一散,饮之甚验。予未及问所用药,沉思久之,因曰:"据此证,非延胡索不可。"周君大骇,曰:"何以知之?"予曰:"以意料之,恐当然耳。"延胡索、桂、当归等分,依常法治之为

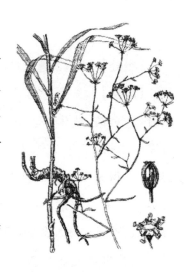

末，疾作时，温酒调三四钱，随人酒量频进之，以知为度。盖延胡索活血化气第一品也。其后赵待制②霆道引失节，支体拘挛，数服而愈。

【注解】 ① 馆职：统称唐宋时期于昭文馆（唐时又称弘文馆）、史馆、集贤院等处担任修撰、编校等工作的官职。② 待制：官名。

【白话文】 周离亨曾经说过其担任馆职时，一室友患病，全身疼痛，每次发作痛不可忍，都城中医生有的说是中风，有的说是中湿，有的说是脚气，用了很多药都没有效果。他怀疑是气血凝滞所导致的，就制了一散剂，喝了之后效果很好。我并没有问他用了什么药，想了很久之后说："根据你所描述的，一定是用了延胡索。"周君感到很吃惊，问我："你是怎么知道的？"我说："只要想一下，大概就知道了。"延胡索、桂枝、当归等分，根据常法研磨为末，疾病发作时，用温酒调三四钱，根据患者的酒量慢慢增加，以神志清醒为度。因为延胡索是活血化气第一品。之后赵待制霆道肢节疼痛，四肢痉挛，服了几次就痊愈了。

阳病阴脉

【出处】 〔清〕魏之琇《续名医类案》。

【原文】 王肯堂治余云衢太史，形气充壮①，饮啖兼入。辛卯夏六月，患热病，肢体不甚热，时或扬手掷足，如躁扰状，昏愦不知人事，时发一二语，不了了②，而非谵语也。脉微细如欲绝。有谓是阴症宜温者，有谓当下者。时座师③陆葵日先生，与曾植斋、冯琢庵二太史，皆取决于王。王谓：是阳病见阴脉，法在不治。然素禀如此，又值酷暑外炽，过啖酒醴④肉炙，宜狂热如焚，不大便七日矣，姑以大柴胡汤下之。时用熟大黄二钱，而太医王雷庵力争，以为太少，不若用大承气。王曰：如此脉症，岂宜峻下？待大柴胡不应，而后用调胃承气。再不应，后用小承气以及大承气未晚也。服药，大便即行，脉已出，手足温矣。乃谓雷庵曰：设用大承气，宁免噬脐⑤之悔哉。继以黄连解毒数剂而平。七月初，遂与陆先生同典试南京，不复发矣。明年，王请告归里，偶得刘河间《伤寒直格论》读之，中有云：蓄热内甚，脉须疾数，以其极热蓄甚，而脉道不利，致脉沉细欲绝。俗未明造化之理，反谓传为寒极阴毒者。或始得之阳热暴甚，而便有此症候者，或两感热甚者，通宜解毒，加大承气汤下之。下后热少退而未愈者，黄连解毒汤调之。或微热未除者，凉膈散调之。或失下热极，以致身冷脉微，而昏冒将死者，若急下之，则残阴暴绝而死，盖阳气竭而然也。不下亦死，宜凉膈散或黄连解毒汤，养阴退阳，积热渐以宣散，则心胸再暖，脉渐以生。然后抚卷而叹曰：古人先得我心矣。余太史所患，正失下热极，以致身冷脉微而昏冒欲绝也。下与不下，大下与微下，死生在呼吸间不容发。呜呼！可不慎哉。宜表而出之，以为世鉴。

【注解】 ① 形气充壮：身体壮实。② 不了了：不清楚，不明白。③ 座师：明清两代举人进士对主考官的尊称。④ 醴：甜酒。⑤ 噬脐：比喻后悔不及。

【白话文】 王肯堂治疗太史余云衢，他一向身体壮实，饮食正常。辛卯年夏天，患热病，身体并不是很热，有时会不自觉手足抽动、昏迷烦躁，有时会发出声音，不知说什么，但又不是谵语。脉微细欲绝。有人说这是阴证应用温药，有人说应该攻下。陆葵日和曾植斋、冯琢庵两位太史就去请教王肯堂。王肯堂说：这是阳病而见阴脉，一般的方法不能治疗，但是他体质属热，又值暑热外盛，吃肉饮酒过多，所以发热如狂，他不大便已经七天了，姑且用大柴胡汤攻下。其中用熟大黄二钱，而太医王雷庵认为用量太少，不如用大承气汤。王肯堂说：这样的虚脉，怎么能峻下？如果大柴胡汤无效，再用调胃承气汤，再无效才用大小承气汤也不晚。服药后，患者大便即通，脉象好转，手足转温。才对王雷庵说：如果用大承气汤，免不了要后悔莫及啊。后继续用黄连解毒汤几剂就痊愈了。七月初，他和陆葵日先生一同到南京参加典试，没有再复发。第二年，王肯堂告老归乡，偶然得到刘河间的《伤寒直格论》，其中提到：体内有蓄热，脉象应该疾数，如果热毒炽盛，脉象会脉涩，甚至沉细欲绝。民间不了解其发生的原因，反而会认为是寒极阴毒。也有一开始就因为阳热暴盛而出现这种脉象的；也有少阳阳明两感热盛的，都应该用解毒法，大承气汤攻下。下后热减不愈的用黄连解毒汤调理。有微热不清的，用凉膈散调理。有因为没有攻下导致热盛，身冷脉微，神志昏糊出现危症的，如果峻下，会导致阴液暴脱而亡，是因为阳气衰竭不能固摄阴液的原因。如果不用下法也会导致死亡，应该用凉膈散或黄连解毒汤养阴清热，慢慢积热宣散了，心胸就会回暖，脉象就会恢复。王肯堂掩卷长叹：古人写的和我想的一样啊，余太史患的病正是因为没有攻下而引起热盛，导致身冷脉微，神志昏糊，下还是不下，大下还是微下，可以决定患者的生死，一定要慎重啊。我要写出来，让以后的医生借鉴。

阳脱失神

【出处】〔清〕魏之琇《续名医类案》。

【原文】陆养愚治邱全谷，年方刚①，九月间忽身微热，头微痛，心神恍惚，有时似梦非梦，自言自语。医谓轻伤寒也，当发散之，用解表二剂，汗不出，热反甚，妄言见鬼。前医因无汗，欲再表。病家疑之，又延一医，因妄言见鬼，谓热已传里，欲下之，而大便之去未久，不能决。陆脉之,轻按浮数而微,重按涩而弱微。数者,阳气不足也,涩弱者,阴血不足也,此阴阳俱虚之候,不可汗,尤不可下。主表者曰:汗既不出,何谓阳虚? 曰:此症虽有外邪,因内损甚,气馁不能逼邪外出而作汗,法当补其正气,则汗自得,而邪自去矣。若再发之,徒竭其阳,而手足厥逆之症见矣。其主下者曰:仲景云,身热谵语者,有燥矢也,何不可下? 曰:经谓谵语者,气虚独言也。此症初止自言自语,因发散重虚其阳,所以妄言见鬼,即《难经》所谓脱阳者见鬼也。王海藏曰:伤寒之脉,浮之损小,沉之损小,或时悲笑,或时太息,语言错乱失次,世疑作谵语狂言者非也,神不守舍者耳。遂用补中益气汤加附子、姜、枣煎服,一日二剂。至晚,汗而来,清晨身竟凉,头不痛。第②人事未甚省,此阳气少复,阴气未至耳,仍用前汤吞六味丸。旬日犹③未精采,调理月余而愈。盖此人因房室④之后,而继以劳也。

【注解】 ①方刚:壮年气力精神充足。②第:只是。③犹:尚且,还。④房室:房事。

【白话文】 陆养愚治疗邱全谷,他年轻力壮,九月时突然低热,头轻微疼痛,心神恍惚,像做梦一样,自言自语。医生说是轻微的伤寒,应该用发散法治疗,用解表发散的药物两剂,不出汗,发热反而加重,狂乱地说看得见鬼魂。医生见没有发汗,想继续发汗解表。患者家属怀疑了,又请一名医生来诊,因为患者胡乱说话,说见到鬼魂,考虑是热传心包,想用下法,但是大便刚解过,不敢用。陆养愚来诊脉,轻按脉微、浮数,重按涩、微弱。脉数是因为阳气不足,脉涩、弱是阴血不足的表现,这是阴阳俱虚的病证,不可以发汗,更不可以攻下。主张解表的医生说:汗都不能出来,怎么会是阳虚呢? 陆养愚说:患者虽感外邪,但内腑受损严重,气虚不能逼迫邪气随汗外出,应该补气,才可以使得邪随汗去。如果一味发汗,会枯竭他的阳气,造成厥证。主张攻下的医生说:张仲景曾经说过,发热神昏谵语是燥屎造成，为什么不可以攻下？陆养愚说：医经记载谵语有气虚则自言自语的说法，患者刚开始自言自语，又用了解表药重伤阳气，所以语言错乱说看见鬼魂，这就是《难经》所说的阳脱见鬼之症。王海藏说过，伤寒的脉象，脉浮、脉沉都只能轻微地用折损阳气的药物，他时笑时哭，时叹气，语言错乱，大家都认为是狂证，不对，是神不守舍的原因。于是应用补中益气汤加附子、姜、枣煎服，一天两剂，到了晚上，患者出汗了，到了清晨热退，头痛也好了，考虑神志未完全恢复，这是阳气刚恢复，阴液仍然亏虚的原因，就仍用前方加服六味地黄丸，治疗了十天还未痊愈，而后继续调养一个月而愈。这个病是房事后劳累造成的。

药病相投

【出处】〔清〕王堉《醉花窗医案》。

【原文】 泾阳令周备三之岳母，并其内嫂①，两代孀居②，食息仰给于周。一日谳局③公退，备三邀余曰："舍亲病甚，乞往视之。"余随至其家，问："何病？"备三曰："家岳浑身发热，烦渴汗出，胸满便闭，腹中增痛。内嫂患肚腹闷胀，有时而痛，不热不渴，四肢无力，精神困倦，饮食不思。"余两诊其脉，其岳母则沉而数，右关坚大，其内嫂则六部迟缓，右关尤甚。乃告之曰："二症老少悬殊④，老者胃热，少者脾寒。热者宜下，寒者宜温。"遂令其岳母服调胃承气汤，其内嫂服桂附理中汤。备三曰："下则用芒硝、大黄，补则用肉桂、附子，二症虽殊，不该迳庭若此，少缓之何如？"余曰："泰水⑤病若实火内攻，缓之恐发狂疾。内嫂脾上弱极，缓之必成泄泻。急救之尚恐不及，况敢犹预⑥。"备三曰："唯唯。"余辞而出。过数日，问两病何如？备三曰，二病俱有小效，然未全愈。余骇曰："服硝黄而不下，服桂附而不振，难道热者怀铁石？寒者成痨瘵耶？"备三笑曰："前日之方，实恐太峻，君去后承气汤去硝黄，理中汤去附子。谚云：'当迟不当错，非药不效也。'"余曰："令亲何拘⑦之深，药病相投，如机缄⑧之对发，过则为害少则不及，此间分隙不容毫发，何得私意抽添。请照方服之，错则我当之，必无害也。"备三乃可原方进。次日其岳母下燥粪，火退而身清矣。其内嫂腹痛递减，饮食少思。又延余往视，余曰："令岳母病已去，不必服药，唯令调摄保无虞。令内嫂则此药非十数剂不可，且须常服温中理脾诸药，方无反复，非旦夕可望也。"余辞去。一月后，以宫绢酒点八物来谢，余与备三为莫逆，乃封还之。

【注解】 ① 内嫂：妻子的嫂子。② 孀居：守寡。③ 谳局：古代审理案件的部门。④ 悬殊：相差很大。⑤ 泰水：与泰山对应，即岳母的尊称。⑥ 犹预：犹豫。⑦ 拘：固执不变通。⑧ 机缄：机关开闭。

【白话文】 泾阳县令周备三的岳母，还有家中的嫂子，两代守寡，生活都仰赖于周。一天公事结束，周备三邀请我说："亲人病重，请你去看看。"我跟着到了他家，问："是什么病？"备三说："岳母浑身发热，烦渴出汗，胸中满闷，大便不通，腹痛厉害。嫂子肚腹闷胀，有时会痛，不热也不渴，四肢无力，精神困倦，不思饮食。"我两次诊她们的脉，他岳母的脉象沉而数，右关脉象坚大，嫂子的脉象是六部迟缓，右关尤其严重。于是告诉他说："两个病老少不同，老年人是胃热，年轻的是脾寒。胃热的应该用利下，脾寒的适宜用温补。"于是让他的岳母服用调胃承气汤，嫂子服用桂附理中汤。备三说："利下就用芒硝、大黄，温补时用肉桂、附子，二症虽然不同，不至于如此大相径庭，缓治怎么样？"我说："你岳母的病是实火内攻，缓下怕会变得更严重。你嫂子的脾非常虚弱，缓治的就会成泄泻。紧急救援都恐怕还不及，怎么敢犹豫。"备三说："嗯嗯。"我告辞离开。过了几天，问两个人病怎么样？备三说："两个患者都有小效果，但还没有完全痊愈。"我吃惊地说："服芒硝、大黄没有泄下，服肉桂、附子没有振兴，难道热的人怀有铁石，寒冷的人成痨瘵吗？"备三笑着说："之前的方子，实在怕是太峻猛，你走后，我给承气汤去了芒硝、大黄，理中汤去了附子。俗话说：'宁愿迟点好不愿做错，不是药没有效果。'"我说："你怎么能如此拘泥，药物和疾病对应，如同机械互相发射，过多则会伤害，少了就达不到效果，这里的间隙不容丝毫，怎么能随意增加减少。请按照原方服用，有差错我来承担，一定没有害处。"备三才用原方。第二天他岳母排下干燥粪便，热退然后身体清爽了。他的嫂子腹痛慢慢减轻，开始想吃饭了。又请我去看。我说："你岳母的病已经好了，不必吃药，让她慢慢调养有备无患。你嫂子一定要服十几剂药才行，而且要经常服用温中理脾的药，才不会反复，不是一朝一夕可以好的啊。"我就告辞了。一个月后，他拿来宫绢酒点等物品来谢我，我与备三是好朋友，于是原封不动地还给他了。

药酒愈风

【出处】〔东汉〕华佗《华佗神方》。

【原文】 济北王病，得之汗出伏地。臣意切其脉时，风气也。阳气尽行而阴气入，阴气入张①，则寒气上而热气下，故胸满。即为药酒，尽三石②，病已。药酒尽三石，阿信用之坚。如不饮酒，则此风终不愈矣。可知医虽良，须病者服从耳。

【注解】 ①张：充满。②石：市制容量单位，一市石等于一百市升。

【白话文】 济北王患病,汗大出,扑倒在地上。淳于意诊他的脉,是风气所致。阳气行尽了而阴气进入,阴气进入身体便会充盈,这样就会导致寒气在上而热气在下,所以感到胸满。淳于意就让他服用药酒,喝完三石,病就好了。药酒喝完了三石,阿信用得更加的确定。如果不喝酒,那个风病就永远不会好。要知道即使有名医,还是要有遵从医嘱的患者。

药酒治疟

【出处】 〔清〕王堉《醉花窗医案》。

【原文】 丁未岁①,余读于乡之僧寺。是年太阴司天,五月后阴雨经旬,里中地极下湿,而农家露宿于野,外感风寒,必病疟利。因②先配常山酒一坛施之。六月半疟果大作,凡十人而五六,取酒者接踵至,保全颇多。至七月中,疟少息而酒亦罄矣,寺僧名昌裕,素无赖,以余在寺稍敛迹。旋③亦病疟,向余求酒,余以酒已完,欲再制之非浸渍十数日不可,仓卒不能办。昌裕似嫌余吝,乃招而来曰:"子怒我错矣,疟虽一病,而人之虚实禀赋不同,余所施之酒,未必人人尽效。我为若治之何如?"僧始转怒为喜,乃诊其脉,则弦而迟。告曰:"弦是疟正脉,而迟则寒象。子患寒疟,发必多寒少热,且先寒后热,身痛无汗。"僧曰:"良是。"乃以越婢汤发之,二日疟少止,令五服则全愈矣。

【注解】 ① 岁:年。② 因:所以。③ 旋:不久。

【白话文】 丁未年,我就读在乡里的寺庙。这一年是太阴掌管着天气,五月后阴雨连绵十余天,乡里这个地方非常潮湿,而且农家都露宿在荒野,外感风寒,就经常会患有疟病。所以配了常山酒一坛给他们。六月过了一半的时候疟疾果然发生了，十个人就有五六个人得，取酒的人簇拥着到来，治好了很多人。到了七月中旬，疟疾稍微减轻，酒坛也空了，寺中的僧人叫昌裕，一向无赖，因为我在寺里而稍微收敛。不久他也患了疟疾，向我求酒，我的酒已经用完，想再制作一定要泡十多天，仓促间不能做好。昌裕好像嫌我吝啬，于是把他招过来说："你误会我了，疟疾虽然是一种病，但是人的虚实禀赋不同，我给他们的酒，不一定每个人都能治好。我为你治疗怎么样？"僧才转怒为喜，于是切脉，他的脉弦且迟缓。告诉他说："弦是疟疾的脉象，而迟是寒象。你患了寒疟，发作时候一定是怕寒多怕热少，而且先冷后热，身体疼痛无汗。"僧人说："就是啊。"就给他喝了越婢汤，第二天疟疾就停了一些，让他喝了五服就全好了。

药循脉理

【出处】〔明〕杨继洲《针灸大成》。

【原文】己卯岁，行人①张靖宸公夫人，崩不止，身热骨痛，烦躁病笃②，召余诊，得六脉数而止，必是外感，误用凉药。与羌活汤热退，余疾渐可。但元气难复，后灸膏肓、三里而愈。凡医之用药，须凭脉理，若外感误作内伤，实实虚虚，损不足而益有余，其不夭灭人生也，几希③？

【注解】① 行人：官名，掌接待诸侯及诸侯之上卿之礼。② 笃：病情加重。③ 几希：极少。

【白话文】己卯年，行人张靖宸的夫人，崩漏不止，身热骨痛，烦躁，病情危重。请我诊治，诊察六脉数而止，一定是外感误用了凉药。服用羌活汤后发热退，其他的症状渐渐缓解。但元气难以恢复，接着艾灸膏肓、足三里而痊愈。但凡医生用药,需要凭借脉象,如果将外感错误地当成内伤治疗,使实证更实,虚证更虚,损伤了不足的,增加了本来就多余的,这除了能杀死人还能怎么样呢?

夜寐魂飞

【出处】 〔清〕沈源《奇症汇》。

【原文】 绍兴癸丑,许待次①四明,有董生者,患神气不宁,每卧则魂飞扬,觉身体在床,而神魂离体,惊悸多魇②,通夕③无寐,更医不效。许为诊视,询之曰:医作何病治?董曰:众皆以为心病。许曰:以脉言之,肝经受邪,非心病也。肝气因虚,邪气袭之,肝藏魂者也,游魂为变。平人肝不受邪,卧则魂归于肝,神静而得寐。今肝有邪,魂不得归,是以卧则魂飞扬若离体也。肝主怒,故小怒则剧。董欣然曰:前此未之闻,虽未服药,已觉沉疴去体矣,愿求治之……许即处珍珠母丸、独活汤以赠,服一月而病悉除。

【注解】 ① 待次:旧时指官吏授职后,依次按照资历补缺。② 魇:梦。③ 通夕:整夜。

【白话文】 绍兴癸丑年,许叔微候职于四明,有个董生,神气不宁,每每睡觉则魂飞扬,感觉身体在床上,而神魂离体,惊悸多梦魇,彻夜无眠,换了很多医生也治不好。许为他诊视,问他:"医生都是按什么病来治的?"董生说:"都说是心病。"许说:"就脉象而言,是肝经受邪,不是心病。肝气虚,邪气侵袭。肝是藏魂的,因此魂游为病。正常人肝不受邪,睡觉时魂归于肝,神静就睡着了。如今肝有邪,魂不能归,因此卧则魂飞扬好像离体一样。肝主怒,所以稍怒就加重。"董生高兴地说:"这些以前都没听过，虽然还没有服药，却觉得重病已经好了，请为我医治。"……许当即处方珍珠母丸、独活汤，服用一个月后病全好了。

以毒攻毒

【出处】〔清〕张志聪《侣山堂类辩》。

【原文】 顺治辛卯岁，予年四十有二，八月中，生一胃脘痛，在鸠尾①斜下右寸许，微肿不红，按之不痛，隐隐然如一鸡卵在内。姚继元先生视之曰：此胃脘痛也，一名捧心痛，速宜解散，否则有性命之忧。与一大膏药，上加末药二三钱，午间烘贴，至暮手足苏软②，渐至身不能转侧，仰卧于书斋，心烦意乱，屏③其家人。至初更时，痛上起一毒气，从左乳下，至肋，下胁，入于左肾，入时如烧锥刺入，眼中一阵火光，大如车轮，神气昏晕，痛楚难言，火光渐摇漾而散，神昏始苏。过半时许，其气复起，其行如旧，痛楚如前，如此者三四次。予思之，此戊与癸合也，然腑邪入脏，自分必死，妄想此毒气不从胁下入肾，得从中而入于肠胃则生矣。如此静而行之，初次不从，二次即随想而仍从左乳下入于肠中，腹中大鸣，无从前之痛楚矣。随起随想，因悟修养之道，气随想而运用者也。（运气法大能起鼓膈之证，劳怯咳嗽亦妙。）至天明，大泄数次，胸膈宽疏。继元先生复视之曰：毒已解散，无妨事矣。予因问曰：膏药乃毒药耶？曰：非也。上撒之末药，名曰端午药，纯用砒霜、巴豆，于端午日配制，无此毒药，焉能透入皮肉之内？予曰：何不早言，昨晚以为必死于毒，今早始悟膏药中必有毒药。而得生于毒矣。毒药攻疾，有如此之妙也。至次年中秋复发，仍用膏药、末药，毫无前番之状，而肿亦不消。予因想运气之妙，经行坐卧，以手按摩，意想此毒气仍归肠胃而出,如此十余日而散。至次年中秋又发,予对继元先生曰:去岁膏药不应,今须另法治之。姚曰:部院刘公之夫人生此毒,曾另置末药,比前药更毒,贴之要起大泡,此药用去,无有不应。粘贴数日,并不起泡,肿亦不消,予想此证已顽,不受毒药之制。(膏药尚且不应,而况平和汤之治久病乎!)即揭去膏药,用大艾圆,迎头灸九壮,其毒随火气四散,嗣④后永不发矣。予想阳明之毒,准在中秋金旺之时而发,初从毒攻而解,次随气运而散,后因胜制而消,因悟气运制化之道,有如此之妙用,五行合化之理,人与天地相参,即以此理推治百病,奇妙异常。王绍隆先生曰:业医人须病病经过,始得之矣。

【注解】 ① 鸠尾:穴位名,前正中线上,胸剑结合部下 1 寸。② 苏软:酥软。③ 屏:退避,隐退。④ 嗣:接续,继承。

【白话文】 顺治辛卯岁,我四十二岁,八月中旬的时候,在胃脘部生一个痈肿,在鸠尾斜下右侧几寸,微肿不红,按之不痛,隐隐约约像有一枚鸡蛋在里面。姚继元先生看了说:"这是胃脘痈,又叫捧心痈,应该快点消散,否则有性命之忧。"给了我一大膏药,上面加了二三钱药粉,中午烘贴,到了傍晚手脚酥软,渐渐身体不能转动,仰卧在书斋,心烦意乱,让家人不要打扰我。到了初更的时候,痈上起了一股毒气,从左边乳房下面,到肋,下胁,从左肾进入,进入时像烧红的锥子刺入,眼中一阵火光,像车轮一样大,神气昏晕,痛楚难言,火光摇摇晃晃渐渐散去,神志开始清醒。过了大概半个时辰,这股气又开始了,行走轨迹跟刚才一样,痛楚也像之前,这样反复三四次。我想,这是戊与癸相和,如果腑邪入脏,自分必死,谁知此毒气不从胁下入肾,得从中而入于肠胃就可以求生。像这样安静地行走,第一次不从,第二次就像我想的样子依旧从左边乳房下面入于肠中,腹中有很大的响声,不像之前那么痛苦了。我随着它的起伏也在想,因而悟出修养之道,气随我的想法而运行了。(运气法大的方面能治疗鼓膈之证，劳累过度引起的咳嗽也可以很好地治疗。）到了天亮，大便几次，胸膈感到舒畅开阔。继元先生又看了说："毒已经解了，没有大碍了。"我问："膏药是毒药吗？"先生说："不是。上面撒的药粉，名字叫端午药，只是用砒霜、巴豆，在端午那天配制的，没有这毒药，怎么能透进皮肉之内？"我说："怎么不早点说，昨晚我以为一定死于毒气，今天早上才醒悟过来膏药中必有毒药。因为毒药才能得以生还。毒药攻疾，有这么美妙的地方啊。"到第二年中秋复发，仍用膏药、药粉，丝毫没有前面的症状，而痈肿也没有消退。我想到了运气的妙处，经行坐卧，用手按摩，心想此毒气仍从肠胃出来，像这样十几日散去。到下一年中秋又复发，我对继元先生说："去年膏药没有作用，今年必须换个方法治疗。"姚先生说："部院刘公的夫人生这个毒，曾经另外配置药粉，比前面的药更毒，贴它要起大泡，用这个药，没有不起反应的。"我贴了几天，并不起泡，肿也没有消退，我想这个症状已经是顽疾，不受毒药的制约了。（膏药都没有效果，更何况用平常的汤药治这个顽疾呢！）于是立刻揭去膏药，用大的艾圆，迎头灸九壮，其毒随着火气四处散去，以后永远不复发了。我想阳明的毒，一定在中秋金旺的时候发作，初次用毒药攻毒来解开，再次随着运气而消散，后来因为克制毒气而消解，因而悟出气运制化之道，有如此的妙用，五行合化的道理，人与天地相参，可以用这个道理类推治百病，十分奇妙。王绍隆先生说："做医生的人必须自己得过各种病，现在我才知道了。"

阴亏肝郁

【出处】〔清〕王堉《醉花窗医案》。

【原文】 乔某之子名夏清，忽踵门[①]，先以函入，拆视之，词极文雅谦抑，延之入。问之，已入县庠。据云一别十余年，家道零落，又以嫂氏妒悍，避其虐，舌耕[②]于祁县。春来乍[③]得眼疾，两珠痛楚，夜则尤甚。易数医，无少效。因忆前治家君之病，甚有确见，故特来请治。余拨其眶视之，则黑珠周围起白膜，带二三红血点。诊其脉，则左关弦滑，尺微细。乃曰，此阴亏肝郁也。幸未久，尚无害。若再迟数月，则生外障，翳膜遮睛，则揭去匪易。乃先开一疏肝散，又继以杞菊地黄汤，二方并付之。告之曰：先服疏肝散三四剂，痛当止；继服地黄汤不十剂，当无事矣。每晚临卧，以火酒洗之，避风寒辛热，遥遥数十里可勿再来省往返也。夏清揖而去。半月后，忽自称谢，谓目疾痊愈，专申感悃[④]，并偕邻村郭某来云，亦有病求治，余适在城中宴会，未及见，后不果来。

【注解】 ① 踵门：登门，上门。② 舌耕：授徒教学。③ 乍：突然。④ 悃：诚恳。

【白话文】 乔某的儿子叫夏清，忽然上门，先递过来一封书信，我拆开看了看，言词文雅谦让，便请他进来了。问他，得知他在县庠。据说离开家已经十多年了，家道衰败，嫂子又非常强悍，为了躲避其虐待，在祁县授徒教学。春天的时候突然得了眼病，两眼珠疼痛，夜间更加严重。换了好几个医生，都没有治好。于是记起以前我治过他父亲的病，确实很有效果，所以特地前来请我治病。我拨开他的眼眶看，发现黑眼珠周围起了白色膜，还带一些红血点。为他把脉，发现左关脉象弦滑，尺脉微细。我就说："这阴虚肝郁造成的。幸好发病不久，还没有太大危害。如果再推迟几个月，产生外障，翳膜遮住眼睛，就不容易揭去了。"于是先开了一剂疏肝散，接着又开了杞菊地黄汤，两方都交给他。告诉他说："先吃疏肝散三四剂，疼痛会停止；然后服用地黄汤不到十剂，就没有事了。每天晚上睡觉前，用火烧酒洗洗眼，躲避风寒辛热，数十里路太远了，可不用再往返来找我看病了。"夏清作揖而去。半个月后，忽然自己过来感谢我，说眼病已经痊愈了，这次来是专门表示感谢的，并与邻村的郭某一块过来的，说是郭某也有病请求我帮忙治疗，当时我正好在城里参加宴会，没有来得及会见他，后来果然也没有再来。

阴热斑疾

【出处】〔清〕王堉《醉花窗医案》。

【原文】 余甥名映昌，以服贾①奔走，兼不节饮食，四月忽得斑疾。初斑未清，请董医视之，董以时症兼食，用五积散，病益重，浑身如丹②，目睛皆赤。有老女医为人按摩，延视之，知为斑，乃以针刺其舌，又刺其阴而吮之。心稍清，气稍定，而热则如故。余知而省③之。见面汗如流，口唇焦破，以为阳明胃热。诊其脉则沉而数。问二便，则小便赤，大便如常，腹亦绵软，知为阴热无可下，宜清之。乃以知柏地黄汤进之。初服而热减，三服而热清。困卧不起，面目黄瘦矣。惟急索食。告之曰："病已去，不必服药，惟饮食宜清淡减少，否则恐复发也。"调养一月而安。此亦阴热症也。

【注解】 ① 服贾：经商。② 丹：红色。③ 省：看望。

【白话文】 我外甥叫映昌，因为经商到处奔走，同时不节制饮食，四月的时候忽然得了斑病。刚开始发斑并不是很清晰，请董医生看的，董医生认为是时症兼食积，用五积散，病情越发严重，浑身通红，眼睛发红。有位给人按摩的女医生，请她来看，知道是斑，于是用针刺他的舌头，又刺其阴并进行吸吮。神志渐渐清醒，气息稍微安定,但是依然发热。我知道了去看他。见到他脸上汗出如水,口唇发黑溃破,以为是阳明胃热。切脉见沉而数。问他大小便如何,他说小便红,大便正常。腹部软软的,知道是虚热不能利下,应该清热。就用知柏地黄汤给他喝。服了一剂热就减轻了,服了三剂热就退了。但是犯困,卧床不起,面黄肌瘦。只是着急想要吃东西。告诉他说:"病已经好了,不用再吃药,只是饮食应该清淡减少,否则恐怕会复发。"调养一个月后就好了。这也是阴热症。

阴热目痛

【出处】 〔清〕王堉《醉花窗医案》。

【原文】 郭鹤轩名昌年,医士也,货药于乡。甲辰夏,忽患目痛,因自知医,用黄连、山栀、菊花、薄荷之类清之,转益增剧。不得已,延[1]余视之。观其不红至少肿,又无翳障,惟黑珠起红一点。诊其脉搏,沉数细弱,知为阴虚血热,郁于肝脏,无怪寒凉之不应也。因以杞菊地黄汤易生地而投之。一服而疼减,三服而红点除,疼全止矣。遂设席请教,乃告之曰:"凡眼疾有内外之分,前人虽谓眼无火不病,然火有虚实,病有内外。如暑天酷热,天行暴肿,羞涩[2]难开,此外症也,但用黄连、蝉蜕等洗之即可。如湿热内淫,脾胃郁火,因而攻目,必兼头晕口渴、上下眶暴[3]肿,此内实热也,可下之。若夫不红不肿,又无翳障,断为阴热无疑。君用寒凉,截其发生之源,能无增剧乎? 经云'阴虚生内热'。又云'乙癸同源'。又云'壮水之主,以制阳光'。合此数者观之,其用丹溪之法必矣。若夫阴虚而寒必生翳障,转成大症,又不可同日而语矣。"鹤翁乃谢不敏[4]。

【注解】 ① 延：邀请。② 羞涩：畏光，刺痛。③ 暴：剧烈。④ 谢不敏：自知才智不足而告辞。

【白话文】 郭鹤轩名昌年，是位医生，经常到乡下采药。甲辰年的夏天，忽然眼睛痛，因为自己懂得医术，便用黄连、栀子、菊花、薄荷之类来治疗，可是病情反而更加严重了。迫不得已，请我来看病。我看他的眼睛不红，浮肿也不明显，又没有看不清东西的症状，只是黑眼珠上有红血印一点。为他把脉，发现脉象沉数细弱，知道这是阴虚血热郁在肝脏，难怪用寒凉的药物治不好。所以我给他开了杞菊地黄汤并将方中的熟地改为生地黄进行治疗。一剂药吃下去疼痛就减少了，三剂药吃完眼珠红点就没有了，疼痛完全消失了。他设下宴席请教我，我告诉他说："凡是眼的疾病有内外之分，前人虽然说过眼病多有火而生，但是火也有虚实，病也有内外。如炎热的夏天酷热，突然眼睛暴肿，眼睛畏光难以睁开，这是外症啊，只要用黄连、蝉蜕等洗洗就可以了。如果是湿热内侵，脾胃郁火，上犯眼睛，一定会有头晕口渴、上下眼眶突然肿胀，这是有内热啊，可以用泻火药。如果不红不肿，眼睛又没有看不清楚，那就一定是阴虚发热了。你用寒凉药，阻止其发生的根源，能不严重吗？《内经》上说'阴虚生内热'，又说'乙癸同源'，又说'壮水之主，以制阳光'。综合来看，用丹溪的方法是对的了。至于阴虚而寒冷就一定会视物模糊不清，病情加重，这又不能相提并论。"鹤老翁对我非常感谢。

阴盛格阳

【出处】 〔清〕魏之琇《续名医类案》。

【原文】 杨乘六族弟患热症，六七日不解，口渴便秘，发狂逾墙上屋，赤身驰骤①，谵妄骂詈②，不避亲疏，覆盖尽去，不欲近衣，如是者五日矣。时杨以岁试③自苕上归，尚未抵岸。病患曰：救人星至矣。问是谁？曰：云峰大兄回来也。顷之，杨果至，家人咸以为奇。视之良久，见其面若无神，两目瞪视，其言动甚壮劲有力。意以胃中热甚，上乘于心，心为热冒，故神昏而狂妄耳。不然，何口渴便秘，白虎凉膈等症悉具耶？及诊其脉，豁大无伦④，重按则空。验其舌，黄上加黑，而滋润不燥。乃知其症由阴盛于内，逼阳于外。虽壮劲有力，乃外假热而内真寒也。其阳气大亏，神不守舍，元神飞越，故先遇人于未至之前。遂以养荣汤加附子、倍枣仁、五味、白芍，浓煎与之。一剂狂妄悉除，神疲力倦，熟睡周时方寤，渴止食进而便通矣。继用补中益气加白芍、五味而痊。

按：伤寒门张令韶治一妇，谵妄发狂，以声重且长，断为实热，下之而愈。此案亦壮劲有力，断为虚寒，补之而愈。第张案则脉伏全无，为热厥也。此则脉空豁无伦，为阳越也。故临症者，尤不可执一端以为准的也。

【注解】 ①驰骤：疾跑。②詈：骂。③岁试：岁考。④无伦：无与匹比，此处形容脉象宽大无比。

【白话文】 杨乘六的族弟患了热病，六七天不好，口渴便秘，发狂爬上屋顶，光着身体乱跑，语言错乱不避亲疏，不愿盖被子，不愿穿衣服，这样子已经五六天了。这时杨乘六刚考好岁试乘船回来，还没上岸。患者说：救星要来了。问他救星是谁，说是杨云峰哥哥回来了。不久，杨云峰果然来了，家里人都感到很奇怪。杨云峰看了患者很长时间，见他面色无神，两眼瞪视，语言动作很有力，考虑是胃热上犯心神，心为热邪所犯，所以神志不清，如果不是怎么会口渴便秘，白虎汤、凉膈散的症状全部都表现出来呢？诊脉空大没有节律，重按空虚，舌苔黄黑，但滋润不干燥，知道这是阴盛于内格阳于外的症状。其动作强劲有力是真寒假热的表现。他阳气大亏，神不守舍，元神游动在外，所以比别人更早知道还没到达的亲人。就用养荣汤加附子、加倍用酸枣仁、五味子、白芍煎汤服用，一剂狂躁就解除了，仍神疲乏力，睡了一天才醒，口渴好了，吃了东西后大便也通了，继续用补中益气汤加白芍、五味子服用痊愈。

按：伤寒学派张令韶治疗一妇女，胡言乱语发狂，声音响亮，诊断是实热证，用下法痊愈。这个病证也是壮实有力，但是诊断为虚寒证，用补药而痊愈。比较张氏的病案脉象沉伏全无，是热厥的原因，我这个病案脉象空大，是阳越的原因。因此临床看病时要权衡考虑，不可以偏执一端。

阴阳相生

【出处】 〔民国〕柯劭文《新元史》。

【原文】 北京王善甫，为京兆①酒官，病小便不利，目睛凸出，腹胀如鼓，膝以上坚硬欲裂，饮食不下，甘淡渗泄之药皆不效。杲谓众医曰："疾深矣。《内经》有之，膀胱者津液之府，必气化出焉。今用渗泄之剂而病益甚者，是气不化也。启元子②云'无阳者阴无以生，无阴者阳无以化'，甘淡渗泄皆阳药，独阳无阴，其欲化得乎？"明日，投以阴剂，不再服③而愈。

【注解】 ①京兆：古都西安及其附近地区的古称。②启元子：即王冰，唐代医家。③不再服：指仅服一剂。

【白话文】 北京的王善甫，在京兆做执掌造酒的官员。病小便不利,眼睛突出,腹胀如鼓,膝盖以上肌肉坚硬肿胀,有要炸裂的感觉,吃不下饭。服用了甘淡渗泄的药都没有效果。李杲对各位医生说:"病很重,病位较深。《内经》提到,膀胱为津液之府,必得气化才能正常排泄。现在用渗泄之剂而病情加重,是因为膀胱不得气化。王冰说过'无阳者阴无以生,无阴者阳无以化',甘淡渗泄药都是阳性药,没有阴性药相配伍,气化怎么能正常呢?"第二天,用阴性药,一剂病就好了。

郁火虚证

【出处】 〔清〕魏之琇《续名医类案》。

【原文】 沈氏妇夏月发寒热,医以为疟也。时月事适下,遂淋漓不断,又以为热入血室。用药数帖,寒热益厉,月事益下,色紫黑,或如败酱,医且云:服此药,势当更甚,乃得微愈矣。乃疑其说,请吕诊之。委顿①不能起坐,脉细数甚,按之欲绝。问其寒热,则必起未申而终于子亥。曰:郁火虚症耳。检前药则小柴胡汤,彼意以治寒热往来,兼治热入血室也。又加香薷一大握,则又疑暑毒作疟也。乃笑曰:所谓热入血室者,乃经水方至,遇热而不行,故用清凉而解之。今下且不止,少腹疼痛,与此症何与②,而进黄芩等药乎?即灼知热入血室矣,当加逐瘀通经之味。香薷一握,又何为者?乃用肉桂二钱,白术四钱,炮姜二钱,当归、白芍各三钱,人参三钱,陈皮、甘草各四分,一服而痛止经断,寒热不至,五服而能起。惟足心时作痛,此去血过多,肝肾伤也,投都气饮子加肉桂、牛膝各一钱而全愈。使卒进寒凉,重阴下逼,天僵地折,生气不内,水泉冰溃,不七日死矣。乃云更甚方愈,夫谁欺哉!庸妄③之巧于卸脱,而悍于诛伐如是夫。

【注解】　① 委顿：疲乏无力。② 何与：何干，有什么关系。③ 庸妄：水平低下，胡乱治病的医生。

【白话文】　姓沈的妇女夏天发热恶寒，医生认为是疟疾。这时妇女月经来潮，经血淋漓不尽，医生又认为是热入血室。用了很多药，发热恶寒加重，经血量增多，颜色紫黑，有时像腐败的果酱，医生说：如果不服药，病情会更重，现在已经减轻了。患者怀疑这种说法，又请吕医生诊疗。吕医生察看患者，其精神萎靡不振，卧床不起，脉细数，发热恶寒都是未申时起子亥时止。诊断说这是郁火虚证。检视以前的用药，是小柴胡汤，方意治寒热往来，兼治热入血室，其中加香薷一把是考虑暑毒造成的疟疾。吕医生笑着说：所谓的热入血室是月经来潮时，遇到邪热郁积于内造成，只要用药物清解就行了。现在下血不止，小腹疼痛，怎么会是热入血室的病证呢？还用黄芩等苦寒药，即使是热入血室也应当加逐瘀通经的药物，现用香薷又是为什么？于是用肉桂二钱，白术四钱，炮姜二钱，当归、白芍各三钱，人参三钱，陈皮、甘草各四分，服一剂而腹痛止，经血停，恶寒发热也不发了，服用五剂就能起床了。只是时有脚心疼痛，这是失血过多伤及肝肾了，给予都气饮子加肉桂、牛膝各一钱而痊愈。这个病例误治，是突然服用寒凉药物，使下焦寒凉，造成上焦阻滞，下焦失养，气机不通，像泉水被冰封一样，是过七日就死亡的危症。还说继续用药可以治愈，这是在欺骗谁啊！庸医妄言推脱责任，这比持刀杀人的危害还要大。

浴法透疹

【出处】　〔日本〕浅田宗伯《先哲医话》。

【原文】 掘河丸太街一富商女,年十八,患麻疹,其状细小,欲发不能发,隐隐于皮肉,大热如火,呕逆,水药不能纳口。余以为热毒内攻所致,乃与调胃承气汤,病阻①不能服。因延田中信藏诊之曰:余有浴法,试之。家人疑议。余曰:药不能下,施之而可。信藏乃以清酒和热汤,盛之于盆内,使病者沐浴其中,须臾②出之,温覆③取汗,则呕吐忽止,疹悉发。(拙轩曰:魏氏《博爱心鉴》水杨汤浴痘儿之法,与此条同巧异曲)

【注解】 ① 病阻:不能进食之病。② 须臾:一会儿。③ 温覆:盖上被子,使微微出汗。

【白话文】 掘河丸太街一个富商的女儿,十八岁,得了麻疹,疹子形状细小,想要透发又透发不出来,隐在皮肤下面,身热像火烧,呕吐,水和药都吃不下。我认为是热毒内攻所导致的,于是给她服用调胃承气汤,因无法进食而不能服用。于是请田中信藏诊断,说:我有沐浴的方法,可以试试。家人都怀疑他。我说:既然药物不能服下,试试何尝不可。信藏用清酒和热水,放在盆里,让患者在里面沐浴,一会儿出来的时候,裹暖和点让她出汗,呕吐止住了,疹子也很少发了。(拙轩说:魏氏《博爱心鉴》中有用水杨汤治疗小儿出水痘,和这个医案有异曲同工之妙)

孕中发斑

【出处】 〔清〕雷丰《时病论》。

【原文】 建德孙某之妻,怀胎五月,忽发温毒之病,延①丰诊之,已发斑矣。前医有用辛温发散,有用补养安胎,不知温毒得辛温愈炽，得补养弥盛，是以毒势益张，壅滞肌肉而发为斑，其色紫者，胃热盛也，脉数，身热，苔黄而焦，此宜②解毒清斑，不宜专用安补。遂以石膏、芦根，透阳明之热；黄芩、鲜地，清受灼之胎；佐连翘、甘草以解毒，荷叶以升提。服一帖，身热稍清，斑色退淡，惟脉象依然数至，舌苔未见津回，仍守旧章③，重入麦冬，少增参叶。继服二帖，诸恙尽退。后用清补之法，母子俱安。

【注解】 ① 延：邀请。② 宜：应当。③ 旧章：老办法。

【白话文】 建德孙某的妻子，怀孕五个月，突然发温毒之病，请雷丰来诊治时，已经发斑了。之前的医生有的用辛温发散药，有的用补养安胎药，却不知道温毒得辛温之药则更炽烈，得补益药则更强盛，所以毒邪更加厉害，壅滞在肌肉之间则发斑，颜色发紫，这是胃热严重，脉数，身体发热，苔黄而焦，应清热解毒透斑，不应只用安补之药。于是用石膏、芦根，来透阳明之热；黄芩、鲜生地来清受热邪蒸灼的胎儿；佐以连翘、甘草来解毒，荷叶来升提。服了一帖，身体的热度稍降，斑色变淡，只有脉象仍然快，舌苔没有津液复来之象。仍然用前法，重用麦冬，增加少许参叶，继续服用二帖，所有症状都消除了。之后用清补的方法，母子都平安。

燥金气结

【出处】 〔清〕吴鞠通《温病条辨》。

【原文】 丙辰年，瑭治一山阴幕友①车姓，年五十五岁，须发已白大半。脐左坚大如盘，隐隐微痛，不大便数十日。先延外科治之，外科以大承气下之三四次，终不通。延余诊视，按之坚冷如石，面色青黄,脉短涩而迟。先尚能食,屡下之后,糜粥不进,不大便已四十九日。余曰:此癥②也,金气之所结也。以肝本抑郁,又感秋金燥气,小邪中里,久而结成,愈久愈坚,非下不可,然寒下非其治也。以天台乌药散二钱③,加巴豆霜一分,姜汤和服。设三服以待之,如不通,第二次加巴豆霜分半;再不通,第三次加巴豆霜二分。服至三次后,始下黑亮球四十九枚,坚莫能破。继以苦温甘辛之法调理,渐次能食。又十五日不大便,余如前法下,至第二次而通,下黑亮球十五枚,虽亦坚结,然破之能碎,但燥极耳。外以香油熬川椒,熨其坚处,内服苦温芳香透络,月余化尽。于此证,方知燥金气伤人如此,而温下寒下之法,断不容素也。

【注解】 ① 幕友:明清时地方军政官署中协助办理文案、刑名、钱谷等事务的人员。② 癥:腹中结块的病。③ 钱:中国旧时重量单位。1 钱 = 3.125 克。分:中国旧时重量单位。10 分 = 1 钱。

【白话文】 丙辰年,我治疗一位山阴姓车的幕友,年龄五十五岁,胡须头发已经白了大半。肚脐左边坚硬而且大得像一个盘子,隐隐作痛,几十天没有大便。先前请了外科医生治疗,外科医生用大承气汤攻下三四次,最终还是没能通大便。请我去看病,按腹部坚硬而冷得像石头,面色青黄,脉短涩迟。起先还能吃饭,经过几次攻下的治疗方法之后,一点粥也喝不进,大便不通已经四十九天了。我说:这是腹中结块之病,是金气聚结在一起引起的。因为肝气本来就抑郁了,又感受秋天金燥之气,外邪直中体内,久了便形成结块,时间越久结块越硬,一定要用下法才可治疗,然而寒下法不是正确的治疗方法。我用天台乌药散二钱,加巴豆霜一分,用姜汤送服。三帖药服下,观察病情,如果大便仍然不通,第二次加巴豆霜一分半;还是不通,第三次加巴豆霜二分。服药到第三次之后,开始拉出黑色光亮的粪球四十九枚,坚硬得都弄不碎。继续用苦温甘辛的方法调理,渐渐就能进食了。又过了十五天没有大便，我用之前的方法攻下，到第二次大便通畅，排出了十五枚黑色光亮的粪球，虽然还是很坚硬，然而能弄碎了，但是非常干燥。外用香油熬川椒，温敷在肚脐附近坚硬的地方，内服苦温芳香的方药通络，一个多月腹中结块都化干净了。通过这个病例，我才知道燥金之气伤人能到这个地步。至于用温下法还是寒下法，断然不能用错。

针下死胎

【出处】 〔西晋〕陈寿《三国志》。

【原文】 李将军妻病甚，呼佗视脉，曰："伤娠而胎不去。"将军言："闻实伤娠，胎已去矣。"佗曰："案脉，胎未去也。"将军以为不然。佗舍去，妇稍①小差。百余日复动，更呼佗，佗曰："此脉故事有胎。前当生两儿，一儿先出，血出甚多，后儿不及生。母不自觉，旁人亦不寤②，不复迎，遂不得生。胎死，血脉不复归，必燥著③母脊，故使多脊痛。今当与汤，并针一处，此死胎必出。"汤针既加，妇痛急如欲生者。佗曰："此死胎久枯，不能自出，宜使人探之。"果得一死男，手足完具，色黑，长可④尺所。

【注解】 ① 稍：微微。② 寤：察觉到、认识到。③ 著：附着。④ 可：大约。

【白话文】 李将军妻子病得很厉害，叫华佗诊脉。华佗说："你孕时伤胎，但胎儿未坠。"将军说："听说确实伤了胎，但胎儿已经下来了。"华佗说："根据诊脉，胎儿没掉。"将军不信华佗的话。华佗离去后，妻子的病微微好转。但是百余天后又复发了，只得又把华佗召来。华佗说:"诊脉仍与前次一样,腹中有胎,此前应当生两个小孩。一胎儿先生,孕妇出了很多血,后一胎儿来不及生,孕妇没有察觉,旁人也意识不到,没有继续接生,所以这个胎儿没有能生下来。胎儿已死,血脉不再营养胎儿,胎儿枯死贴近母背。所以孕妇感到后背痛。现在应该喝下汤药,再针刺一处穴位,这个胎儿一定能出来。"饮药针刺后,妇人疼痛得像要快要生产一样。华佗说:"这个死胎早已枯萎,不会自己生出来,应当由人用手探取。"后来果然得下一男胎,手脚都全,但肤色发黑,长一尺左右。

针治痰核

【出处】 〔明〕杨继洲《针灸大成》。

【原文】 戊午春,鸿胪吕小山,患结核在臂,大如柿,不红不痛。医云是肿毒。余曰:"此是痰核结于皮里膜外,非药可愈。"后针手曲池,行六阴数①,更灸二七壮②,以通其经气,不数日即平妥矣。若作肿毒,用以托里之剂,岂不伤脾胃清纯之气耶?

【注解】 ①行六阴数:为针灸的一种方法。阴数:偶数。② 壮:为艾灸的计量单位。

【白话文】 戊午年的春天,鸿胪的吕小山手臂上得了结核,大小好像柿子,不红也不痛。有医生说这是肿毒。我说:"这是痰核结在皮里膜外,不是药物可以治愈的。"后针灸曲池,行六阴数,又灸了十四壮,来疏通他的经络之气,几天便治愈了。如果当作肿毒,用托里方剂治疗,岂不是损伤了脾胃的清纯之气吗?

真寒假热

【出处】〔清〕周扬俊《温热暑疫全书》。

【原文】 汪石山治一人，年三十余，形体瘦弱，病上吐下泻，水浆不入口者七日，自分①死矣。汪诊脉八至而数，曰：当夏而得是脉，暑邪深入也，吐泻不纳水谷，邪气自甚也，宜以暑治。遂以人参白虎汤。进半杯，良久复进一杯，觉稍安。三服后，减去石膏、知母，以人参渐次②加至四五钱，黄柏、陈皮、麦冬等，随所兼病而佐使，一月后平复③。又治一人年三十余，忽病渴热昏闷，面赤倦怠。汪诊之，脉皆浮缓而弱，两尺尤甚，曰：此得之色欲，药宜温热。其人曰：先生之言诚然也，但病热如此，复加热药，惑矣。汪曰：寒极生热④，此证是也，肾虚寒者，本病也，热甚者，虚象也。譬如雷火，雨骤而火愈炽，日出火斯灭矣。遂以附子理中汤煎熟，冷服三帖，热渴减半，再服清暑益气汤，十帖而安。

【注解】 ①自分：自以为。②渐次：逐渐。③平复：痊愈，复原。④寒极生热：寒证进展到一定的程度转化为热证。

【白话文】 汪石山治疗一个患者，三十多岁，形体瘦弱，患上吐下泻之症，七天没有进任何流质食物，自以为要死了。汪诊察脉象，一息八至，属数脉。汪说："正值夏季得此脉象，是由于暑邪深入。吐泻并且不能进食，邪气更盛，应该按照暑热病治疗。"于是处方用人参白虎汤。先服半杯，过一段时间再服一杯，感觉稍微舒适。服用三帖后，减去石膏、知母，逐渐加人参至四五钱，黄柏、陈皮、麦冬等，根据兼夹症状的不同而辅以治疗，一个月后就痊愈了。又治疗一人年龄

三十多岁,忽然病渴热昏闷,面色红赤,身体倦怠。汪诊察其脉象皆
浮缓而弱,两尺部尤为明显。汪说:"这是由于纵欲过度导致的,应该
用温热药治疗。"患者说:"先生所说,的确属实,但是患热病到如此程
度,还用温热药治疗,让人十分困惑啊。"汪石山说:"寒极生热,就是
这个证啊。本质上是肾气虚寒,热象明显只是虚象,就好像雷和火,
暴雨越大,雷火越炽盛,太阳出来了,雷火才能平息。"于是用附子理
中汤煎汤,先冷服三帖,热症和口渴感觉减轻了一半。再服清暑益气
汤,服用十帖后疾病就痊愈了。

真假瘰疬

【出处】 〔清〕李用粹《旧德堂医案》。

【原文】 江右①李太宰讳日②宣,有如夫人③,自耳至胁忽结核成
块。遍延疡科均以瘰疬治之,反增发热,体瘦,口燥唇干,饮食少进。
迎家君往诊,脉左关芤而无力,此肝血枯竭不能荣养诸筋,故筋脉挛
缩有似瘰疬,而实非也。若以败毒清火消痰化坚之剂投之,则胃气转
伤变症百出矣。当滋养肝血以濡润筋脉为要。方用四物汤加丹皮、
玉竹、秦艽、麦冬等,剂不数眼而痊。

【注解】 ① 江右:江西省的别称,古时在地理上以西为右,江西
以此得名。② 讳日:忌日。③ 如夫人:小妾。

【白话文】 江西李太宰的忌日,有小妾从耳到胁肋发成块的结
核。请了所有的外科医生都以瘰疬来治疗,反而增添了发热,形体消
瘦,口燥唇干,饮食减少。请家父过去诊治,发现其左关脉芤而无力,
这是肝血枯竭不能荣养筋脉,导致其挛缩状如瘰疬,并不是因实而

起。假若以败毒清火消痰化坚之剂为用，则胃气转败而变症百出。所以应当滋养肝血濡养筋脉。拟方用四物汤加牡丹皮、玉竹、秦艽、麦冬等，几剂之后便痊愈。

蒸法发汗

【出处】　〔清〕汤球《九家旧晋书辑本》。

【原文】　张苗雅好医术，善消息①诊处，陈廪丘得病，连服药发汗，汗不出。众医皆云：发汗不出者死。自思可蒸之，如中风法，令温气于外迎之，必得汗也。复以问苗，云："曾有人疲极汗出，卧簟②中，令得病苦增寒。诸医与散，四日凡八过发汗，汗不出。苗乃烧地，布桃叶于上，蒸之，即得大汗。便于被下傅粉③，身极燥，乃起，即愈。"廪丘如其言果差④。

【注解】　①消息：斟酌。②簟：竹席。③傅粉：搽粉。④差：通"瘥"，病愈。

【白话文】　张苗喜好医术，善于辨证论治。陈廪丘得了病，连着喝了许多药想发汗祛病，但汗不出。众多医家都说："服药汗不出，必死。"陈廪丘认为可以用蒸法，就像中风法一样，让温热之气从外对抗病邪，必定会出汗的。后来以此法询问张苗，张苗说："曾有人非常劳累，出汗后就睡在竹席上，导致中寒得病，诸医给他药散，四日之内多次发汗，汗不出。张苗于是烧热地面，铺上桃叶，熏蒸他，立刻大汗淋漓，便在被子下搽粉，身体皮肤十分干燥了才起来，就痊愈了。"陈廪丘就像张苗说的那样做果然病愈了。

治病求本

【出处】 〔民国〕柯劭文《新元史》。

【原文】 裴择之妻病寒热，月事不至者数年，已喘嗽矣。医者率^①以蛤蚧、桂、附之药投之，杲曰："不然，夫病阴为阳所搏，温剂太过，故无益而反害。投以寒凉，则经行矣。"已^②而果然。

【注解】 ① 率：大都。② 已：最终，结果。

【白话文】 裴择的妻子患寒热病，停经数年，咳喘不已。医生皆用蛤蚧、肉桂、附子等温药，病情不见好转。李杲说："这样用药是错误的，病属阴为阳搏，热性药没有益处，反而会加重病情。用寒凉药，月经会如期而至。"结果同李杲所说的一样。

治病顺逆

【出处】 〔宋〕钱乙《小儿药证直诀》。

【原文】 段斋郎子，四岁，病嗽，身热，吐痰，数日而咯血。前医以桔梗汤及防己丸，治之不愈。涎上攻，吐喘不止。请钱氏，下褊银丸一大服，复以补肺散、补脾散治之。或问："段氏子咯血肺虚，何以下之？"钱曰："肺虽咯血，有热故也，久则虚痿。今涎上潮^①而吐，当下其涎，若不吐涎，则为甚便^②。盖吐涎能虚，又生惊也。痰实上攻，亦能发搐，故以法只宜先下痰，而后补脾肺，必涎止而吐愈，为顺治也。

若先补其肺，为逆③耳！"此所谓识病之轻重先后为治也。

【注解】 ① 潮：涌。② 便：顺利。③ 逆：逆治。

【白话文】 段斋郎的儿子，四岁，咳嗽，身热，吐痰，几天后咯血。前面的医生用桔梗汤及防己丸治疗，没有效果。孩子痰涎上攻，呕吐、喘息不止。请钱乙来看，钱乙给他用褊银丸一大剂，又用补肺散、补脾散治疗。有人问："段氏儿子咯血说明肺气虚，为什么还用下法？"钱乙说："肺脏虽然出现咯血，是肺中有热的缘故，病程久了肺脏就虚痿了。如今痰涎上涌而呕吐，应该让痰涎下行，如果不吐痰涎，那么就更好了。吐痰涎会导致体虚，又能导致惊风。痰实上攻，也能导致抽搐，所以采用的方法只能应该先引痰涎下行，再补脾肺，这样痰涎一定会止而呕吐也能治愈，这样是顺治。如果先补肺气，就为逆治了。"这就是所说的认清疾病轻重先后的治疗原则。

治危求本

【出处】 〔清〕魏之琇《续名医类案》。

【原文】 冯楚瞻治张铨部，先年以焦劳，遂得怔忡耳鸣诸症。医以痰治，涌出痰涎斗许，复用滚痰丸，痰势虽清，精神内夺，初秋卒倒僵仆，痰涌齁鼾，目窜口开，手足强直，自汗如雨，危甚。脉之，六部皆豁大无伦，其候欲脱，刻不容缓矣。乃用人参三两，白术二两，附子五钱，浓煎灌之。日三剂，按时而进。服后，脉势渐敛，身热渐和，溃汗渐收。次日，仍用前方，日二服，夜一服。至三日，诸症渐减，僵仆不省如故，此工夫未到，故标症稍平，而元神未复也。仍照前服，服后必灌浓米汁半钟①，以保胃气，助药力。或有劝入风药者，曰：保之不暇，敢散之乎？有劝加痰药者，曰：保之实难，敢消之乎？有劝入清火者，曰：尤误矣。元阳欲脱，挽之犹恐不及，敢清之乎？余之重用白术、附子者，既壮人参培元之力，而消痰去风息火之义已在其中。若稍涉^②标治，则虚证蜂起，势益难矣。违众勿用。三日所用人参计三十五两，附子六两，白术二十四两。至晚间，忽能言语，稍省人事，进粥半碗而睡，其齁齁目窜诸症仍在。蚤间^③阳分，用大补心脾气血之药，如枣仁、当归、白术、白芍、茯神、远志、人参、桂圆、五味之类。下午阴分^④，用八味汤冲人参浓汁。服之六七日后，诸症渐平。

　　每日人参尚用四五两，后蚤间，以生脉饮送八味丸，加牛膝、杜仲、鹿茸、五味子四五钱。日中，加减归脾与八味汤，照前煎服。日渐轻强，饮食倍进，一月而起。大凡治危笃症候，全在根本调理得力，自然邪无容地。

【注解】　①钟：酒杯、茶杯，与"盅"通。②涉：牵涉，指治疗标证。③蚤间：早上。④阴分：晚上。

【白话文】　冯楚瞻治疗张铨部，他前些年因为劳累患了心神不安、耳鸣等多种疾病。医生当痰症治疗，使吐出很多痰涎，又用滚痰丸，患者的痰被清除了，但是神志受到损伤，在初秋时突然昏倒神志不清，口中痰多，呼吸声粗，眼睛抖动嘴巴张开，手足强直，汗如雨下，非常危急。诊其脉，六脉皆虚大没有节律，是脱证危象，刻不容缓。就用人参三两，白术二两，附子五钱，浓煎灌下。每天三剂，按时服药。服后，脉势渐收敛，身热渐轻，溃汗渐收。次日，仍用前方，日二服，夜一服。至三日，诸症减轻，但神志没有恢复，这是疗效未到，所以症状减轻但神志未复原。依旧照前用药，服药后加浓米汤半碗来保护胃气和助药力。有人认为应该加入祛风药，冯楚瞻说：保护神志都来不及，怎么敢用疏散的药物？有人说要加祛痰药，冯楚瞻说：保养津液都已经很难了，怎么敢用消耗津液的药物？有人说应该加清火的药,冯楚瞻说:大错啊,元阳都要虚脱了,挽留都怕来不及,怎么敢用清热药?我重用白术、附子来增强人参的补气培元的功效,元气旺盛自能消痰祛风清火。只要治疗标症,虚证就会反复,就再也难以治疗了。冯楚瞻按照自己的方法治疗,三天用去人参计三十五两,附子六两,白术二十四两,到了晚上,患者忽然神志转清,能说话,吃半碗粥后入睡,声粗、眼睛抖动等症状仍在。于是在早上用大补心脾气血之药,如酸枣仁、当归、白术、白芍、茯神、远志、人参、桂圆、五味子之类。在黄昏,用八味汤冲人参浓汁。服用六七日后,诸症消失。

每天人参还需用四五两,后来早上,以生脉饮送八味丸,加牛膝、杜仲、鹿茸、五味子四五钱。中午,加减归脾与八味汤,照前煎服。患者日渐好转,饮食增加,一个月可以起床。大凡治疗危重病,只要根据病本调理得力,邪气自然可以祛除。

治下脓血

【出处】 〔清〕俞震《古今医案按》。

【原文】 洛阳一女子,年十七,耽①饮无度,多食鱼虾,蓄毒在脏,日夜二三十次,大便与脓血杂下,大肠肛门痛不堪任。医以止血痢药,不效。又以肠风药,则益甚,盖肠风有血无脓也。如此半年,气血渐弱,食渐减,肌肉渐消。稍服热药,则腹愈痛,血愈下;稍服凉药,则泄注气羸②,粥食愈减;服温平药,则如不知。将期岁③,医告术穷,待毙而已。或教服人参樗皮散,谩④试之,一服知,二服减,三服脓血皆定,不十服而愈。乃求其方,云治大肠风虚,饮酒过度,挟热下利脓血,疼痛,多日不瘥。樗根白皮、人参各二两为末,二钱匕,空心温酒调下。

不饮酒，以温米饮下。忌油腻、湿面、青菜、果子、甜物、鸡、鱼、蒜等。

震按：此方，治久病则可，治暴病则不可。以补涩之药，恐留痼病邪也。

【注解】 ① 耽：沉迷。② 气羸：少气乏力貌。③ 期岁：一整年。④ 谩：欺瞒。

【白话文】 洛阳有一个女子，十七岁，沉迷于喝酒没有节制，喜欢吃鱼虾，毒气蓄结在内脏，每天上二三十次厕所，大便和脓血夹杂而下，大肠肛门痛不堪忍。医生用止血痢的药物，没有效果。又用治疗肠风的药物，病更重了，因为肠风症状是有血没脓的。这样前后半年，气血渐渐亏虚，进食开始减少，肌肉慢慢消瘦。稍稍喝点热药，肚子痛得就更厉害，血下得更多。稍稍服食凉药就泄泻如注并气血羸弱，粥也喝不多了。喝温平的药物，就看不出效果。这样差不多一年，医生方法用尽了，眼看只能等死了。有人教了个人参樗皮散，哄着患者试了试，第一帖就有些感觉，第二帖症状减轻，第三帖脓血都停了，不到十帖就痊愈了。于是我就求到了这方子，说是治疗大肠风虚，饮酒过度，挟热下利脓血，疼痛，多日不好之症。樗根白皮、人参各二两为末，用二钱匕，温酒调服空腹喝下，不喝酒的就用温米浆调服，忌食油腻、湿面、青菜、果子、甜点、鸡、鱼、蒜等。

按：我记载这方子，治慢性病可以，治急性病是不行的。因为用滋补固涩的药物，恐怕会闭门留寇。

智疗吐乳

【出处】 〔日本〕浅田宗伯《先哲医话》。

【原文】 御药局小吏①儿，生五个月，吐乳，日六七次，无他证，惟面色青白，似稍疲倦。父母忧之，请理于予，予曰："此责在小方脉，敢辞焉。"渠曰："凡小方理吐乳，非钱氏白术散、香砂六君子汤，则凉膈散、紫圆之类，其变慢脾②者比比皆是。愿君别为处置，以救豚犬③命也。"恳请不已，予因制一方以与之，半夏为君，茯苓为臣，藿香、伏龙肝

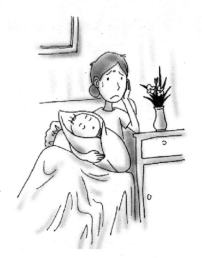

为佐，丁香为使，生姜为引，每帖一钱，水煎；别以养正丹为散，以挖耳头挑散子，入口中两麻子许，以前药汁送下，日五次。不浃旬④而吐止，神色复故。此予常用理翻胃⑤方，借以疗吐乳，未足以为奇。而世之哑科，徒守常套，而不知此等策，听其天殇，悲夫！

【注解】 ① 小吏：小官，小差役。② 慢脾：即慢惊风的脾肾阳衰证，为虚极之候。③ 豚犬：用以谦称自己的儿子。④ 浃旬：一旬，十天。⑤ 翻胃：反胃。

【白话文】 御药局小吏的儿子，出生五个月，吐乳，一天六七次，没有其他证候，只是面色青白，稍微疲倦。患儿父母很忧虑，请我诊治，我说："这是小方脉，说说理由吧。"他说："凡是小方脉吐乳，不是用钱乙的白术散、香砂六君子汤，就是凉膈散、紫圆之类，变成慢惊风的案例比比皆是。希望您想别的办法治疗，来救这个孩子的性命。"患儿父母不停地恳求我，我想出一个方子，半夏为君，茯苓为臣，藿香、伏龙肝为佐，丁香为使，生姜为引，每帖一钱，水煎煮；再用养正丹为散，用挖耳的勺头挑一勺，放入嘴巴两麻子左右，用前药的汤汁送服，一天五次。不到十天，孩子呕吐就停止，神色恢复正常了。这就是我常用的治理呕吐的方子，借此治疗吐乳，不足为奇。而世间的哑科，只固守

常规套路,不知道还有这样的计策,听任孩子夭折,悲哀啊!

滞下补阴

【出处】 〔清〕俞震《古今医案按》。

【原文】 丹溪云:赵立道年近五十,质弱而多怒。七月炎暑,大饥索饭,其家不能急具①,因大怒。两日后,得滞下病,口渴,自以冷水调生蜜饮之,甚快,滞下亦渐缓,如此者五七日。召予视,脉稍大不数,遂令止蜜水,渴时但煎人参白术汤,调益元散与之,滞下②又渐收。七八日后觉倦甚,发呃,予知其久下而阴虚也。令守前药,然滞下尚未止,又以炼蜜饮之,如此者三日,呃犹未止。众皆尤③药之未当,将用姜、附。予曰:补药效迟,附子非补阴者,服之必死。众曰:冷水饮多,得无寒乎? 予曰:炎暑如此,饮凉非寒,勿多疑。待药力到,当自止,又四日而呃与滞下皆止。

【注解】 ① 具:备有。② 滞下:病名。见《备急千金要方》卷十五,即痢之古病名。以痢疾每见腹痛、便脓血而涩滞难下,里急后重,故名滞下。③ 尤:通“忧”。

【白话文】 朱丹溪说:赵立道五十岁左右的时候,体质开始变弱了,人却老是发怒。七月天,炎炎酷暑,他觉得很饿,要吃饭,家里人不能立即达成这要求,于是他很生气。大怒两天之后,他得了滞下病,口渴,自己用冷水调和了点生蜂蜜喝了,感到很痛快,滞下的症状也渐渐缓解。就这样了一周左右。找我去看看他,脉象稍大不数,我就命令停了蜜水,如果口渴只要煎人参白术汤,调和点益元散一起喝,滞下又渐渐收敛。七八天后,他觉得人很累,出现打嗝。我知道这是因为他老是拉肚子所以导致的阴虚。就让他按之前的药喝，但他拉肚子还没有停，就用加热过的蜂蜜喝，这样子三天后，打嗝还是没有停止。大家都认为是药没有得当，应该用干姜、附子。我说：补药的效果比较慢，附子不是补阴液的药物，用了一定会死。大家认为，他冷水喝了很多，是不是寒象呢？我说：天热成这样子，喝凉水不是冷水，不要太多疑惑。等到药力到了，肯定会自己停止。又过了四天，打嗝和拉肚子都停了。

中风熏法

【出处】 〔明〕赵献可《医贯》。

【原文】 唐柳太后病风不能言，脉沉欲脱。群医束手相视，许胤宗曰：是饵①阳药无及矣。即以黄芪、防风煮汤数十斛，置床下，气腾腾如雾熏薄之。是夕语，更药之而起。

卢州王守道风噤不能语，王克明令炽炭烧地，上洒以药，置病者于其上，须臾②小苏。

【注解】 ① 饵：喂食。② 须臾：一会儿。

【白话文】 唐柳太后中风后不能说话，脉沉，有即将死亡的迹象。太医们束手无策，许胤宗说：没有办法再喂药了。于是用黄芪、防风煮数十斛量的药汁，放在太后的床下，蒸气腾腾向上就像薄雾来熏柳太后。到了晚上柳太后就能说出话了。换药继续蒸，之后就能起来了。

卢州王守道因为中风不能说话，王克明让人炽热的石炭放在地上，在上面浇上热药，让患者躺在石炭上，过了一小会儿，患者就慢慢苏醒过来了。

中寒治验

【出处】 〔清〕俞震《古今医案按》。

【原文】 吴球治一人，暑月远行，渴饮泉水，至晚以单席阴地①上睡。顷间，寒热，吐泻不得，身痛如刀刮。医曰：此中暑也。进②黄连香薷饮及六和汤，随服随厥。吴诊其脉细紧而伏，曰：此中寒也。众皆笑曰：六月中寒，有是事乎？吴曰：人肥白，素畏热，好服黄连及益元散等凉剂；况途中饮水既多，又单席卧地，寒邪深入。当以附子理中汤，大服乃济③。用之果效。

震按：中寒一门，喻嘉言论之最精。然此证易辨，无甚诡幻。惟内寒外热、格阳戴阳者，不可认错。此又当于伤寒门细研之，盖中寒与伤寒不同也。《类案》载：一木商，久立风雨湿地，衣服尽濡④，患寒热交作，遍身胀痛，欲人击打，莫知为何病，服药罔效。忽思烧酒，热饮数杯觉快，数饮至醉而愈。可见中寒之易治矣。

【注解】 ① 阴地：阳光照不到的地方，阴湿的地方。② 进：入，此指服用。③ 济：有益，有效。④ 濡：沾湿。

【白话文】 吴球治疗一个人，那个人大夏天出门去远行，感到口渴就喝山涧里的泉水，到晚上了他就单单铺一块草席在阴冷潮湿的地方睡觉。过了一小会儿，恶寒发热，上吐下泻停不下来，身体疼痛得像是刀刮一样。有医生说这是中暑了，当服黄连香薷饮和六和汤。谁知患者刚服下就厥倒了。吴球诊疗时发现他的脉象细紧又伏沉，说："这是中了寒啊。"大家都笑话说："六月天里中了寒，有这种事情吗？"吴球说："这人又肥又白，一向怕热，平时常喝黄连及益元散等凉药，况且在旅途中间喝泉水很多，又铺单席睡在地上，寒邪深入。应该用附子理中汤，喝一大碗就可以了。"用了这方子果然有效。

按：我记载中寒这一门，喻嘉言的言论最为精要。但是这个病证容易分辨，没什么诡异变化之类。只是内有寒外有热，阴格阳于外而戴阳，绝不可以认错。这又应当和伤寒一类的病证一起仔细研究，知道中寒和伤寒是不一样的。《名医类案》记载：有一个木材商人，长久站立在风吹雨打的潮湿地方，衣服全湿了。那人恶寒发热交替发作，全身胀痛，想找人击打他，不知道是什么毛病，服药也没有效果。忽然有天想喝烧酒，加热喝了几杯感觉畅快不少，多喝几杯到喝醉病就好了。可以发现中寒还是容易治疗的。

中虚便秘

【出处】〔清〕王堉《醉花窗医案》。

【原文】 薛鹤亭侍御名鸣皋，陵川人，古道照人。在吏部时掌选事①，胥吏不敢欺以隐。后作御使，数条奏忤②上旨，而公正无阿识者服焉。甲寅夏，其夫人患大便不通，医士或以为实热，投承气汤不效；或以为肠燥，投火麻仁亦不效；或以为食滞，投平胃散，通而旋塞。延余治之。诊其六脉微弱，右关尤甚，右尺脉细如丝。乃曰："此脾虚不能转运故也。"遂立四君平胃汤，重用潞参至一两。鹤翁曰："病苦不通，塞之不转剧乎？"余曰："君不识此。《内经》云：'塞因塞用'。盖人大小二便，全凭中气转运中气不摄，则泄泻；中气太虚，则不能下送。夫人之病，非不欲不便，盖欲便而不下也。今以四君提其中气，平胃散调其胃气,再不通者事不复为此矣。"晚即照方服之,次早即便数下,肚腹空虚,精神爽健,早餐已进三碗矣。午后来信云:"同内之病,已十去八九,何神若是,昨日之言,思之不得其解,愿暇时③一请教也。"次日即来拜谢。余曰:"君未读医书,诚难下④也。人之脾胃,何独不然。"鹤翁曰:"闻所未闻,今乃知大便不通之不无虚证也。"遂与余为至交焉。

【注解】 ① 选事:考选举士,铨选职官之事。② 忤:违背。③ 暇时:空暇的时间。④ 下:做出判断。

【白话文】 侍御薛鹤亭名字叫鸣皋,陵川古道照人。在吏部时掌管选拔事宜,小吏不敢欺瞒他。后来担任御使,几条奏折违背皇上旨意,他公正不阿的品质,认识他的人都很佩服。甲寅年夏天,他的夫人大便不通,医生有的认为是实热,开了承气汤无效;有人认为是肠燥,用火麻仁也无效;有人认为是食滞,用平胃散,通了之后立即堵塞,故请我医治。诊脉见六部脉象微弱,右关尤其严重,右尺脉细如丝。就说:"这是脾虚不能转运的原因。"于是用四君平胃汤,重用潞参到一两。鹤翁说:"患者苦恼大便不通,这样堵塞不更加重吗?"我说:"你不知道这个。《内经》中说'塞因塞用'。人的大小便,全凭中气转运,中气不摄,就泄泻;中气太虚弱,就不能往下送。夫人的病,不是不想大便,大概是想大便而不下了。现在用四君子汤提升中气,平胃散调理她的胃,再不通的情况也不再是这样了。"晚上就照药方服下,第二天一早就排便几次,肚腹中空空的,精神爽健,早餐已经吃了三碗。午后来信说:"我妻子的病,已经好了十之八九,真是如此神奇,昨天的话很难理解,想等你有时间请教一下。"第二天就来感谢。我说:"你没有读过医书,当然很难理解。人的脾胃,怎么不是这样的。"鹤翁说:"听都没有听过,现在才知道大便不通也不是没有虚证。"于是和我成为好朋友。

重用附子

【出处】 〔清〕李冠仙《仿寓意草》。

【原文】 予三十岁时馆于京口，旗营呼协领家呼公六旬外忽得类中症①，眩晕非常，头不能抬，夜不能卧，面色浮红。适万廉山先生宰②丹徒，荐其乡亲唐朗山先生诊治，朗山以为虚阳上浮，以真武汤坐镇北方，用附子至三钱，合家疑惧，不敢服。朗山力主之，惟予赞之，一

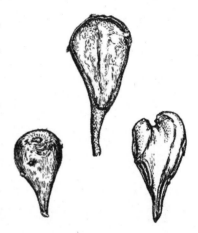

服而定，调理煎方百余帖，总用附子五钱，丸药亦重用附子，统计服附子十余片，精神加旺，后不服药，寿至七十七岁。江西宜服附子而能用之于江南郎山先生，真大手笔也。一时称奇，予亦心服，常相往来，多蒙指教，其学问深厚，脉理尤精，并非孟浪用药者。十余年后，李进之兄油行徽伙余姓行二年三十岁，六月出门讨账，抱恙而回。医者以为受暑，投以清凉，忽变周身寒冷，热饮嫌凉。诊其脉沉细若无，知其体本阳微，虽当夏令仍属感凉，以桂附理中汤用附子一钱，如弗服③也加至二钱，如弗服也加至三钱，身寒稍减而热饮仍凉，直加至五钱乃日见有效，计服附子二斤许，症乃全愈。盖其家婺源皆服山涧之水，其性极寒，生斯地者体多偏寒，以寒体受寒凉服寒药，故一寒至此，医贵审时兼宜度地非易易也。然予之所以敢用重剂者，由先得叩朗山先生之教也。

【注解】 ①类中症：即类中风，指风从内生而非外中风邪的中风病证。②宰：任职，做官。③弗服：无效。

【白话文】 我三十岁时在京口开医馆,旗营呼协领家的呼公六十多岁,突然得了类中风,晕得厉害,头不能抬,夜不能卧,脸色浮红。恰逢万廉山先生在丹徒任职,推荐他的乡亲唐朗山先生诊治,朗山认为是虚阳上浮,所以用真武汤温阳利水,附子用到三钱,全家人都存有疑虑,不敢让患者服用。朗山还是坚持,只有我支持他的方法,服用一剂病情就稳定了,调理煎方一百多帖,一共用了附子五钱,药丸中也加重附子用量,共服用附子十多片,患者精神很好,后来不用服药,活到了七十七岁。江西这一带适宜服用附子而江南的朗山先生却能运用好,真是大手笔啊!一时称奇,我也心中拜服,时常相互往来,经常受他指教,他学问深厚,诊脉的方法尤为精通,并非随意滥用药物的人。十多年后,李进的兄弟一个徽伙余姓的伙计,两年将三十岁,说是六月出门讨账,带病回来的。医生认为是中暑,给他服用清凉的药物后,突然全身寒冷,喝热水还嫌凉。脉象沉细若无,知晓他的身体原本阳气微弱,即使是夏天仍然属于感受凉邪的毛病,开桂附理中汤用附子一钱,如果无效加量至二钱,如果还无效加量至三钱,身体寒冷感稍稍减退但喝热水仍感到冷,直到加量到五钱才见效,一共用了两斤多附子才痊愈。大概是因为他们家在婺源都是服用山涧之水,其性极寒,在这里成长的人体质多偏寒,受寒凉并服用寒药,所以造成了现在这样的情况,医生贵在审时而度地,这并不容易。然而我之所以敢用重剂的原因,是得益于朗山先生的教导啊。

诸脉归目

【出处】 〔民国〕柯劭忞《新元史》。

【原文】 魏邦彦之妻，目翳暴生，从下而上，其色绿，肿痛不可忍。杲云："翳从下而上，病从阳明来也。绿非五色①之正，殆肺与肾合而为病耳。"乃泻肺肾之邪，而以入阳明之药为之使。既效矣，而他日病复作者三②，其所从来之经，与肾色各异。乃曰："诸脉皆属于目，脉病则目从之。此必经络不调，经不调，则目病未已也。"问之果然，因如所论而治之，疾遂不作。

【注解】 ① 五色：青、赤、黄、白、黑，分别对应肝、心、脾、肺、肾。② 三：约数，言多。

【白话文】 魏邦彦的妻子，突然患了眼疾，从下而上，眼睛颜色发绿，肿胀疼痛，难以忍受。李杲说："目翳从下而上，说明病从阳明经而来。绿色不属于五色，大概是肺和肾两脏的合病。"于是泻肺肾之邪，以阳明经引经药为使。服之有效，一段时间内疾病又反复发作了几次，从颜色上来分析所病经络各异，其颜色与肾色也不一样。于是李杲说："诸脉都归属于眼睛，不同经脉发病，眼睛也会受到影响。所以，目翳反复发作是因为经脉不调和。"于是按照李杲所论来治疗，目翳便不再发作。

壮水镇阳

【出处】 〔清〕李用粹《旧德堂医案》。

【原文】 献商吴维宗年将耳顺①，忽然染吐血嗽痰，昼夜不安。医见年迈多劳，误投参耆。遂觉一线秽气直冲清道，如烟似雾，胸间隐隐而疼，喘急不卧。阖户悲泣，特遣伊侄远顾蓬门②，具陈病概，并言伊子幼龄，倘成沉疴，何人抚育，深为惨恻③。予悯其恳切，细为审度。知水干龙奋，焦灼娇脏，将见腐肺成痈，所以咳咯不止。盖金水一气，水火同原，乾金既可生水，坎水又能养金。俾清虚廓然之质，成扰攘涸浊④之气。况乎甘温助阳愈伤肺液，宜壮水之主以镇阳光，使子来救母而邪火顿息也。方以生熟地黄各二钱，天冬、麦冬各一钱五分，茯苓、紫菀、川贝、枯芩、瓜蒌霜、甘草节各一钱，二剂而烟消雾散，喘息卧安以后，加减不旬日而嗽痰俱止。

【注解】 ① 年将耳顺：年近六十。② 蓬门：贫寒之家，对自己家宅的谦称。③ 惨恻：忧戚，悲痛。④ 涸浊：同"浑浊"。

【白话文】 献商吴维宗年近六十，忽然吐血咳痰，昼夜不安。医者见其年迈多劳，便滥用人参、黄芪之类。他就感觉秽气直冲清道，如烟似雾，胸膈间还隐隐作痛，喘急不能平卧。全家人都非常悲伤，特意让其侄子从远方过来拜访我，将病情始末告知，而且说他的儿子还小，若病久治不愈，谁去抚养他们，深深地感到悲痛。言词恳切，我很同情他，仔细为其诊察。因肾阴亏虚而虚火旺盛，焦灼肺脏，渐成肺痈，所以咯血咳痰不止。因为肺肾一气，肾阴肾阳同源，肺肾为母子关系，肺气盛则可下养肾，肾气足则可上养肺。使清灵之气成为扰动内在的浑浊之气。更何况甘温助阳之品愈加损伤肺阴，治宜滋补肾阴而降虚火，子脏来救母脏，使邪火熄灭。拟方生熟地黄各二钱，天冬、麦冬各一钱五分，茯苓、紫菀、川贝母、枯黄芩、瓜蒌霜、甘草节各一钱，两剂过后便有所缓解，喘息卧安之后，在前方基础上加减使用，不出时日，咳痰俱止。